Giuseppe Imbalzano

La Casa per la Salute

Prendersi Cura dei Cittadini

Sommario

L'Italia registra un'allarmante retrocessione all'interno della classifica della sanità UE

(Bruxelles, 15 maggio 2012)

L'Italia ha fatto un deciso passo indietro in classifica alla luce della presentazione dell'indice dei consumatori 2012 EHCI (Euro Health Consumer Index) che si è tenuta oggi presso il Parlamento europeo di Bruxelles. Il raffronto vede i Paesi Bassi al primo posto con 872/1000 punti, seguiti da Danimarca (822), Islanda (799), Lussemburgo (791) e Belgio (783). L'Italia si aggiudica 623 punti, retrocedendo dalla posizione 15 (2009) alla 21! Si trova quindi ora ai livelli di Grecia e Cipro. L'indice EHCI viene pubblicato dal 2005 dal think tank svedese Health Consumer Powerhouse (HCP).

Quali sono le ragioni alla base del downgrade italiano?

- L'Italia non è rimasta al passo con i progressi fatti da molti altri stati, dichiara Arne Björnberg, HCPCOO e responsabile del team EHCI. In Italia si continua a mettere i medici su un piedistallo, spesso ignorando diritti dei pazienti, trasparenza e attenzione per l'utente.

- Per dire le cose come stanno, va sottolineato che l'Italia risulta debole nella maggior parte dei settori: attesa, generosità dei sistemi, e-Health e accesso ai farmaci. I risultati medici sono ancora nella media. Nel corso delle attuali misure di riforma dell'Italia da parte del governo, la sanità dovrebbe avere la priorità. L'Italia ha bisogno di una vera e propria svolta per evitare nuovi downgrade in futuro! Competere con altri stati in crisi, come per esempio la Grecia, per strappare qualche posizione non può certo essere considerato lusinghiero…

- Austria, Germania, Ungheria e Italia dovrebbero essere collocate nella lista di osservazione, suggerisce Björnberg. Il risultato negativo del settore sanitario è allarmante e dovrebbe preoccupare Bruxelles, soprattutto in considerazione dell'ambizione europea di ridurre il divario tra i vari stati!

Miglioramento generale, ma con segnali di allarme

L'indice EHCI evidenzia un processo di miglioramento continuo nella sanità europea, con risultati migliori e condizioni generali positive. I segnali di allarme relativi all'impatto della crisi economica appaiono leggermente esagerati. Per decenni quando si parlava di sanità si faceva riferimento a tagli di bilancio e riduzione della qualità, mentre in realtà era più corretto descrivere un miglioramento in senso opposto. L'indice indica tuttavia tre specifiche aree di particolare preoccupazione sulla scia della crisi:

- tendenza ad attese prolungate per chirurgia con costi elevati tra gli stati maggiormente colpiti dalla crisi economica

- aumento della quota di pagamenti diretti per una serie di cure

- assenza di miglioramenti se non persino minore accesso a nuovi tipi di medicinali.

Indipendentemente dall'economia, l'Europa rimane territorio di infezioni ospedaliere. Per uno su due tra i 34 stati analizzati, l'indice EHCI definisce il livello di allerta rossa per il rischio di infezioni.

- La misura UE che prevede la prescrizione medica per la vendita degli antibiotici ridurrebbe tale dato, afferma Johan Hjertqvist, fondatore e presidente HCP. Tale intervento avrebbe un effetto molto più efficace per la sicurezza dei pazienti rispetto alla maggior parte delle altre misure UE!

L'indice

L'indice EHCI è diventato uno standard di misurazione per la sanità europea. L'edizione 2012 classifica 34 sistemi sanitari nazionali europei attraverso 42 diversi indicatori, coprendo cinque aree chiave per il consumatore di sanità: Informazione e diritti dei pazienti, Tempi di attesa per i trattamenti, Risultati, Prevenzione/gamma e ambito dei servizi forniti e Farmaci. L'indice viene redatto combinando i risultati di statistiche pubbliche, sondaggi tra i pazienti e ricerche indipendenti condotte dal suo fondatore, il think tank svedese Health Consumer Powerhouse.

Non tutto ciò che può essere contato conta

E non tutto ciò che conta può essere contato

Albert Einstein

Occorre capire il nero di un lunedì nella vita di un operaio. Altrimenti non si può fare il mestiere di manager, non si può dirigere se non si sa che cosa fanno gli altri.

Adriano Olivetti

Premessa

Iniziare un libro con un comunicato stampa non è usuale, ma la sintesi della valutazione del sistema sanitario Italiano viene posto, con questo modello di indagine sui servizi, nella condizione di omogeneità valutativa con altri sistemi sanitari.

Possiamo condividere o meno i parametri o la valutazione finale del sistema, la gestione dei meccanismi che sono oggetto della considerazione del sistema sanitario, ma è indispensabile tenerne conto. Questo *EHCI (Euro Health Consumer Index)* è la sintesi della valutazione globale del sistema, che in Italia è particolarmente articolato e vario, per offerta e qualità del servizio, con ampissime differenze tra i diversi sistemi regionali.

La valutazione dell'Oms che ci pone al terzo posto mondiale come servizi sanitari, lo è per la disponibilità ed accessibilità dei servizi stessi, ma le considerazioni che sottendono alla valutazione del risultato finale (in questo caso europeo, e quindi non come risultato mondiale) devono certamente farci riflettere. D'altronde, le tante lamentele (soddisfatti, non molti...) che pervengono da tutti gli attori del sistema (cittadini, personale sanitario, economisti, politici) non avrebbero ragione d'essere se tutto fosse adeguato e soddisfacente.

Non pretendiamo di fare diagnosi e terapia delle problematiche Italiane. Già nel precedente lavoro, *Proposte per la Sanità del futuro, prendersi cura dei cittadini*, abbiamo proposto numerose azioni di revisione e riordino delle attività e differenziazione di ruolo nel sistema. Qui vorremmo proporre azioni che possano, a basso costo organizzativo, offrire risposte adeguate alle richieste, ridurre i costi e facilitare la soddisfazione dei bisogni di salute dei nostri cittadini/ malati/ utenti/ azionisti del servizio sanitario, approfondendo le modalità operative e di risposta di un contenitore particolarmente importante che è il territorio, nella gestione propria e nella interazione con i presidi ospedalieri. Un successivo lavoro approfondirà, con le relative proposte, il modello operativo ospedaliero e la relazione con la relativa rete territoriale.

Le potenzialità di salute che possono essere sviluppate dalle attività sanitarie territoriali non sono sfruttate nel modo più adeguato. E molte criticità, come servizio e per la propria salute, nascono dalla insufficiente attenzione che il cittadino riceve nel corso degli anni.

Riprenderemo alcuni punti già accennati nel primo libro e ne introdurremo altri, con la descrizione di esperienze realizzate, di azioni innovative o di individuazione di modalità percorribili che possano facilitare un migliore risultato di salute in un impianto di per sé con elevate potenzialità specifiche.

La architettura organizzativa proposta in questo secondo contributo cercherà di approfondire nel merito azioni peculiari per la gestione dei servizi (territoriali e di integrazione ospedaliera) che possano essere messe in atto per semplificare e qualificare il sistema.

Le logiche delle indicazioni proposte tendono a favorire, come nel primo contributo, la semplificazione del sistema e un significativo risparmio finanziario, con facilitazione all'accesso ed eliminazione di barriere fisiche ed economiche per i cittadini, qualunque sia la loro condizione o capacità, mantenendo o favorendo nel contempo qualità, tempestività ed efficacia.

Le azioni di miglioramento sono strutturali e non finalizzate a semplici interventi temporanei o limitate ad azioni puntuali o specifiche.

Linee di indirizzo generali

L'organizzazione sanitaria è centrata sulla persona e deve adattarsi ai relativi bisogni, individuali e sociali.

L'ospedale e i servizi sanitari sono un luogo di accoglienza e servizio e devono garantire ad ogni singolo cliente la soddisfazione del proprio specifico bisogno, comprendere le loro necessità presenti e future, soddisfare le loro esigenze e mirare a superare le loro stesse aspettative.

L'organizzazione deve consentire un completo coinvolgimento del personale per permettere a tutti di offrire un pieno contributo sia individuale che professionale e culturale, sulla base di indicazioni ed indirizzi ben determinati e coerenti, con chiari obiettivi di servizio.

Per una corretta organizzazione, coerente con le premesse appena declinate, verranno identificati alcuni modelli gestionali con l'obiettivo di offrire un risultato adeguato ai bisogni manifestati e non solo orientati ai valori prestazionali del servizio, in particolare articolando l'organizzazione sulle effettive competenze del lavoratore e della sua partecipazione ai meccanismi di sviluppo della organizzazione e delle prospettive a cui si orienta la struttura. Verrà proposto il modello di Mc Kinsey o delle 7 S, già sviluppato in *Proposte per la Sanità del futuro,* in particolare per la definizione di un sistema di valori prevalenti che possa soddisfare gli interessi dei diversi attori del sistema senza creare confusione, contrasto o conflitto nel meccanismo generale. In effetti appare comunque difficile conciliare interessi differenti come quelli dell'erogatore, del fornitore e del cliente se non attiviamo un meccanismo utile per garantire una adeguata soddisfazione a tutti.

Riteniamo, in una prospettiva come stiamo considerando che sia indispensabile una rilettura dei meccanismi premianti e di gestione.

In questo contributo viene perseguito un modello che modifica, in modo sostanziale, le modalità di retribuzione del sistema, e che consenta di condurre tutti gli attori ad obiettivi che permettano di evidenziare un risultato effettivo e tangibile per il cittadino/ cliente/ utente/ azionista del sistema.

Le prestazioni sanitarie sono, necessariamente e certamente, orientate ad un risultato di massima efficacia.

Appare difficile valutare se il concetto (ed in particolare il risultato) di efficacia sia effettivamente adeguato alla azione svolta o se possa essere ulteriormente affinato poiché il riconoscimento, e la relativa soddisfazione per il risultato raggiunto, è effetto della cultura prevalente della comunità e del livello di conoscenze specifiche di chi interviene nel merito (*il medico vede ciò che sa*).

Organizzare gli interventi in modo regolato, con modalità definite e in forma di processo preordinato, può consentire di ridurre gli errori e le dispersioni di risorse per giungere al risultato atteso. Le modalità operative devono tendere a identificare, comprendere e gestire (come fossero un unico sistema) processi tra loro correlati così da contribuire allo sviluppo di linee che portino all'efficacia del risultato e all'efficienza dell'organizzazione e dei singoli, nella gestione lavorativa, nel conseguire i loro propri obiettivi assistenziali. Obiettivo correlato è il miglioramento continuo del risultato da ottenere, e non solo quello relativo delle prestazioni da svolgere, in modo organico e permanente.

Le decisioni devono essere fondate sui dati di fatto (Fig 1) in modo da consentire di valutare adeguatamente il risultato e le modifiche realizzate ed ottenute rispetto al passato (fig. 2).

Figura 1

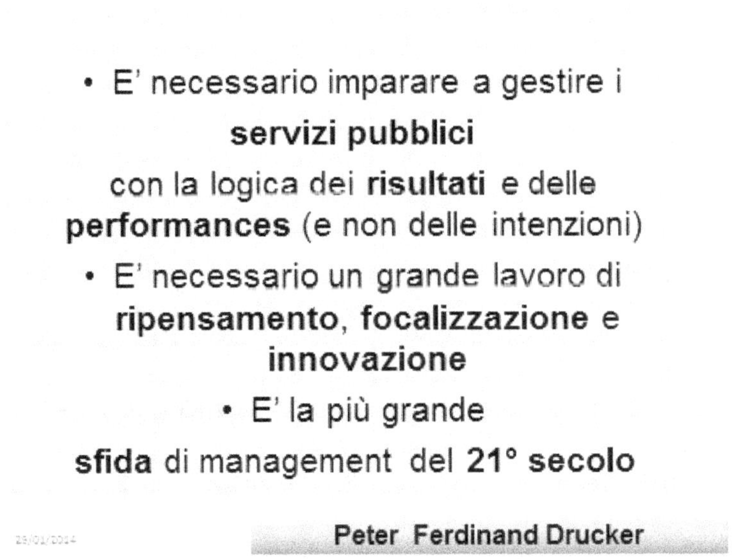

- E' necessario imparare a gestire i
servizi pubblici
con la logica dei **risultati** e delle
performances (e non delle intenzioni)
- E' necessario un grande lavoro di
ripensamento, focalizzazione e innovazione
- E' la più grande
sfida di management del **21° secolo**

Peter Ferdinand Drucker

Figura 2

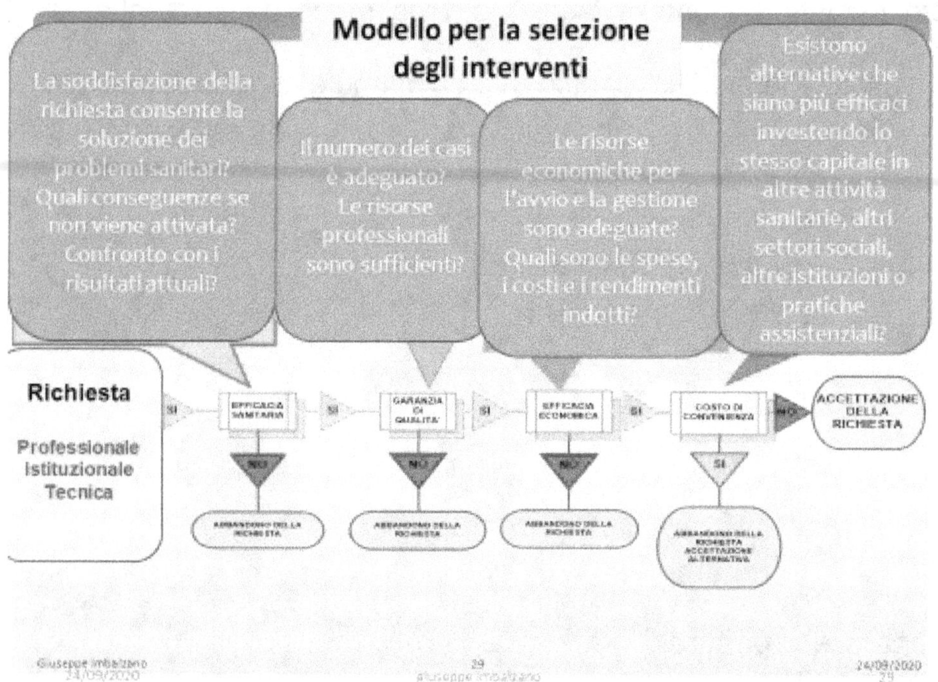

L'esigenza di sviluppo ed adeguamento deve essere condiviso anche con i fornitori terzi del servizio sanitario, che devono partecipare in modo coordinato e orientato agli obiettivi del servizio reso al cittadino. La partnership e non la mera fornitura, la scelta di meccanismi che possano conciliare reciproci vantaggi, deve apparire come l'elemento fondamentale del servizio offerto al beneficiario, al cliente finale.

Materiale ed immateriale, tangibile ed intangibile

Tangibile ed intangibile in sanità.

La nostra cultura tende ad oggettivare l'esistente, a rendere tangibile atti e interventi e apprezza la realizzazione di strutture ed impianti. Ma non tutto è definibile oggettivamente o con l'identificazione di una struttura fisica. Possiamo, semplificando, evidenziare il modello di riferimento per la gestione delle attività con l'iceberg dell'organizzazione, che viene rappresentato qui di seguito (fig. 3)

Figura 3

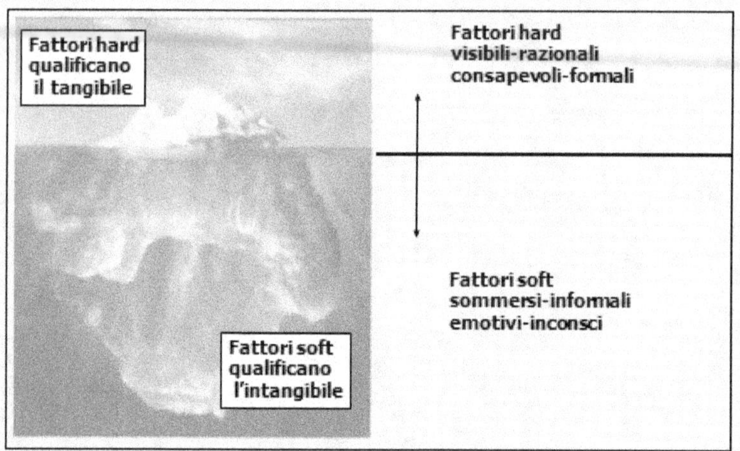

La suddivisione in hard- tangibile, con fattori e strutture visibili, razionali, formali, a fronte dei fattori soft, nascosti, non evidenti, che qualificano l'intangibile, che sono sommersi, informali, emotivi, inconsci, e sono, in termini di importanza, per contributo e valore operativo, particolarmente significativi e ben sviluppati, consentono di dare il giusto valore alle diverse componenti del sistema.

Dobbiamo tenere conto che il risultato del nostro lavoro è fortemente influenzato da molteplici variabili e, certamente molto rilevante, è la capacità degli operatori coinvolti a gestire la situazione, che, in sanità, tende ad essere particolarmente varia ed imprevedibile.

L'organizzazione, con una affermazione ovvia, è elemento fondamentale di ogni singola azione ed è lo strumento di cambiamento operativo di qualsiasi attività umana, sia nel settore lavorativo che in quello sociale quotidiano.

Risultati radicalmente diversi vengono espressi, a parità di risorse, da modalità differenti nell'affrontare la medesima situazione.

Dare un valore aggiunto agli strumenti tecnologici disponibili consente di rendere più favorevole il rapporto tra risorse investite e risultati raggiunti.

Un ulteriore elemento da considerare è la modalità con cui questi obiettivi possono essere ottenuti. I modelli organizzativi e relazionali sono talmente numerosi e variabili che non è facile districarsi tra di loro nè selezionare a priori, con certezza, quelli che possono essere preferibili per la situazione che si presenta.

Carl Gustav Jung, in *Psychologische Typen* (Tipi Psicologici-1921), affermava che se avesse scritto il libro secondo i diversi schemi mentali che lui aveva identificato, tutti lo avrebbero condiviso.

Riteniamo che questa affermazione possa portare una ulteriore complicazione al nostro sistema. Non solo esistono tanti modi di governare e di gestire ma esistono tante modalità di recepire e comprendere le medesime indicazioni.

Inoltre noi abbiamo almeno altre due sfere su cui valutare i risultati del nostro lavoro, lo staff degli operatori coinvolti e la soddisfazione dei nostri clienti.

Nelle figure che seguono (dalla 4 alla 7), in estrema sintesi, abbiamo cercato di identificare gli elementi che compongono i fattori hard e soft.

Abbiamo inserito il concetto di business avanzati seppure la sanità esista da sempre, nella storia dell'Uomo, perché le modifiche organizzative e tecnologiche, l'elevato livello culturale e l'applicazione di strumenti e tecnologie particolarmente evolute la classificano certamente tra le attività a maggiore impatto tecnologico e complessità gestionale.

La variabilità degli interventi, la quantità delle prestazioni erogate, la grande specificità e personalizzazione delle risposte inducono a pensare che sia anche l'organizzazione umana a più alta complessità che viene espressa dalla nostra comunità.

La distinzione tra fattori hard e fattori soft è intuibile ed ogni singola opzione può avere una doppia specificazione. Avere risorse umane è certamente, strumentalmente, un valore hard, ma il contenuto, conoscenze e modalità di espressione, atteggiamenti e comportamenti, fanno parte dell'area soft del sistema. Non solo la selezione, ma la specificità delle competenze e l'abilità nell'esercitarle sono tra i valori *"soft"* fondamentali di chi svolge le attività professionali.

Figura 4

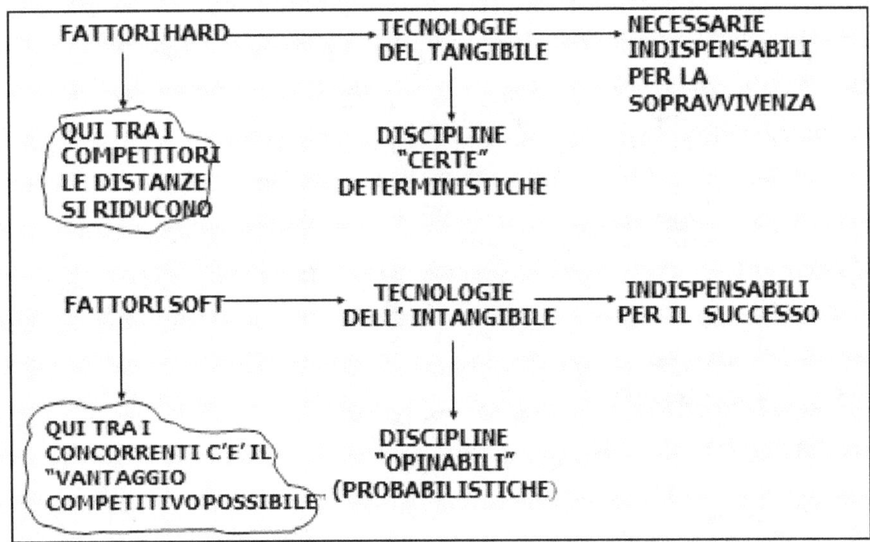

Le variabili *hard* possono essere identificate secondo il seguente schema

- Strutture

- Tecnologie

- Servizi

- Risorse economiche

- Persone

- Ambiente

Che sono ben definite ed evidenti.

Ognuna rappresenta un elemento fondamentale che non può essere omesso pena l'impossibilità operativa e di sviluppo del sistema stesso (fig. 4)

.

Figura 5

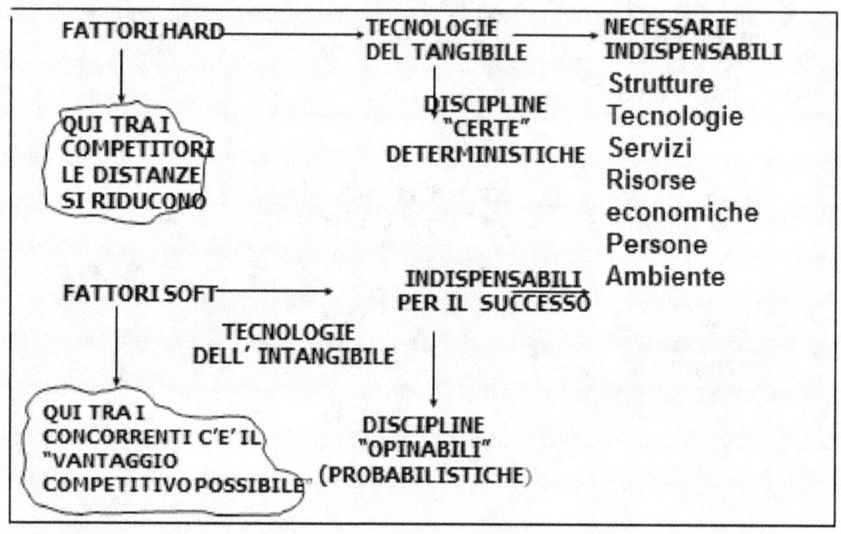

Le variabili *soft* sono molto più varie e numerose con l'esigenza, in termini generali, di fare scelte appropriate per lo specifico sistema che viene ad essere identificato. In sanità sono molti i sistemi operativi gestiti contemporaneamente- dall'assistenza alla nutrizione, alle pulizie, agli acquisti, alla manutenzione di attrezzature tecnologiche, alla ricerca etc- per cui ad ognuno dei settori può essere collegato un diverso principio.

Come intangibile possiamo definire beni identificabili, non monetari, senza consistenza fisica che sono controllati da un'impresa per essere usati nella produzione o nella fornitura di beni o servizi, per essere affittati a terzi, o per scopi amministrativi. Essi sono risultanti da decisioni o fatti passati e dai quali ci si attende benefici economici futuri.

Possiamo suddividere le diverse aree di riferimento del settore soft secondo i seguenti ambiti (fig. 6)

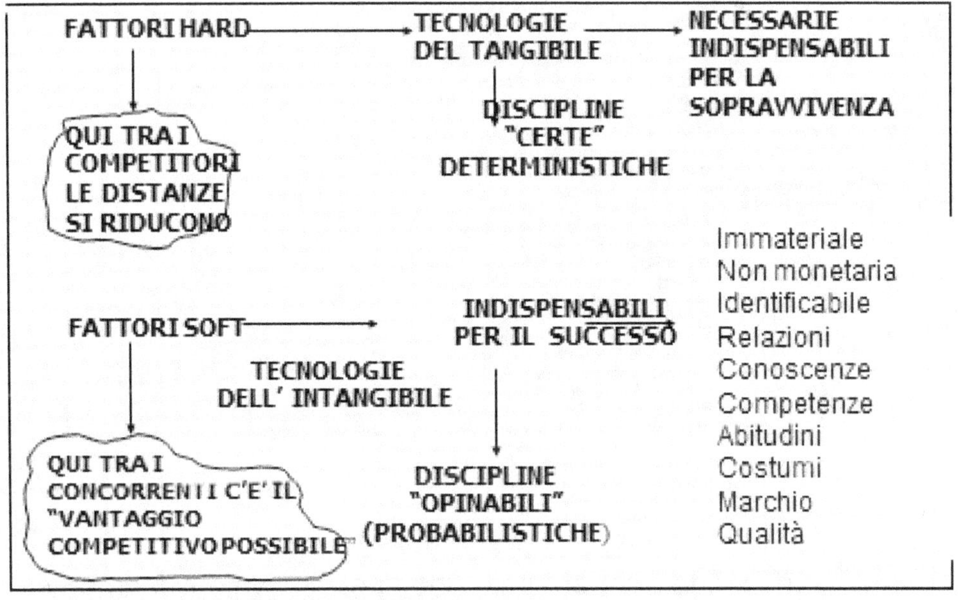

E poi suddividerlo ulteriormente nei seguenti sottosettori (fig. 7)

Figura 7

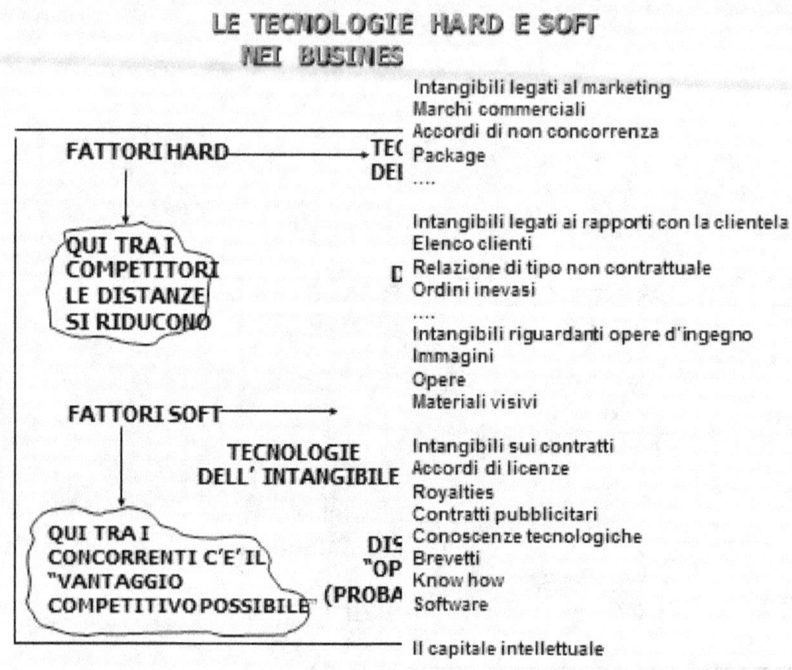

Ad ognuno, naturalmente, corrisponde e va adattato uno specifico valore o argomento da sviluppare.

Una attenzione particolare per il nostro sistema è l'identificazione e la valutazione del capitale intellettuale di cui disponiamo.

Certamente anche le modalità di offerta e somministrazione del servizio sono essenziali per la realizzazione degli obiettivi che si prefigge l'organizzazione.

I processi organizzativi, che potremmo, ad ogni buon conto, inserire tra le azioni soft, necessitano di modalità di offerta del servizio che sia coerente con le esigenze del cliente.

La struttura logica che sottende al risultato migliore è quella che riesce a dare una risposta adeguata con il minore dispendio di risorse per il sistema generale.

Infatti individuare il vantaggio con una visione di parte, di specifico interesse, può comportare non pochi limiti alla selezione delle modalità di risposta.

La tendenza, storica, di rispondere secondo soggettività e funzione specifica, in sanità, tende a mantenere una certa prevalenza, sia nel settore sanitario che in quello amministrativo. La gestione medica tende ad essere organo- specialità centrata, mentre il bisogno del paziente, per complessità e bisogno assistenziale, dovrebbe essere indirizzato a dare una risposta sull'insieme dei bisogni della persona stessa, non solo sulla specifica condizione morbosa, e non unicamente orientata alla cura.

Transitare, procedere, da una risposta monoorientata, nei fatti monopolizzata da un unico interlocutore o specialità, ad una risposta globale, che dia soluzione a tutti i diversi bisogni della persona assistita crea una enorme differenza in termini di risposta al bisogno ma offre, nel contempo, una soluzione adeguata alle esigenze manifestate.

La risposta integrata può non essere la medesima di quella proposta dal singolo specialista poiché tiene conto di molteplici fattori che determinano una visione globale e specifica per l'interessato.

Organizzazione e modelli funzionali

Processi e funzioni a confronto

Il cambiamento, di forma e di merito, che in questi anni, in parte, si è riusciti a raggiungere, è la modifica del sistema che deve operare dalla focalizzazione sulle funzioni alla focalizzazione sul processo aziendale.

Ma nonostante i progressi siamo ben lontani da promuovere una struttura che tenda a garantire in modo organico questo nuovo processo organizzativo ed erogativo.

Un esempio, molto semplificato, è proposto con la figura 8.

Figura 8

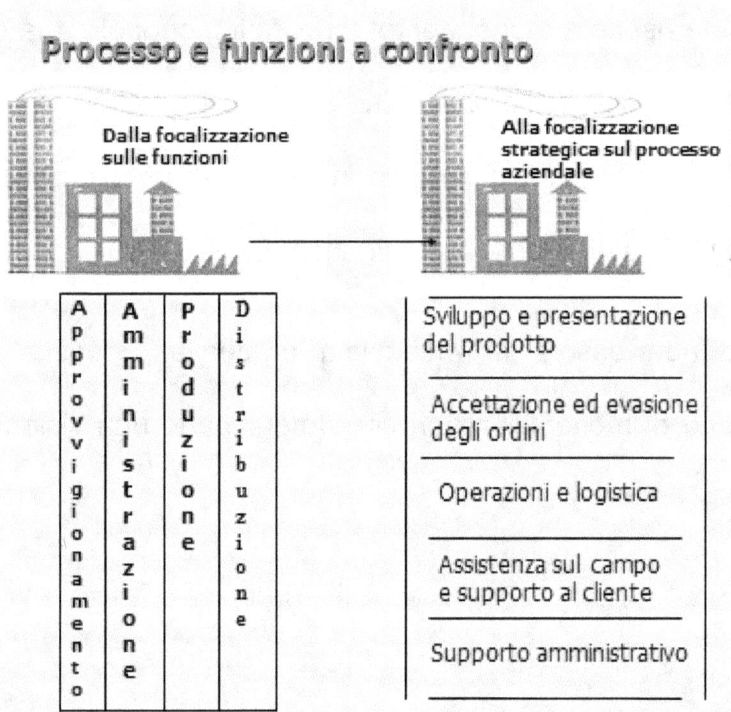

Riuscire a rileggere il nostro intervento come una azione complessiva per la persona e non per la mera soluzione di un fenomeno specifico è essenziale per consentire di avviare un processo virtuoso e consolidato per la soluzione dei problemi della persona stessa.

La gestione del cambiamento, comunque, non è un processo semplice, coinvolge, ed identifica, numerose variabili e meccanismi che devono essere messi in atto per consentire la realizzazione di nuove modalità di offerta e di risposta al cliente finale.

Fondamentale è la motivazione che consente di determinare l'esplicitazione di fattori di cambiamento utili per il cliente esterno ma che vengono percepiti come vantaggiosi anche per l'intero sistema.

Come possiamo considerare nella figura 9 in cui viene esposto il modello di Burke Litwin, la gestione del cambiamento è particolarmente complessa e fortemente influenzata da numerosi fattori. Essenziale, in questo modello, è il ruolo della leadership.

Figura 9

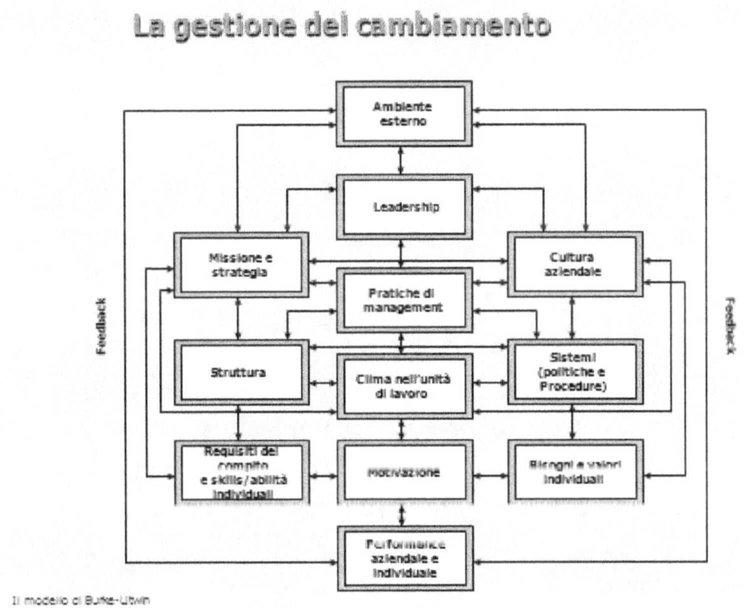

Il sistema salute, oltretutto, è talmente complesso e specifico che la valutazione del benessere della persona interessata viene effettuata e certificata da terzi (il personale medico ed infermieristico) nella convinzione di poter definire in modo adeguato tutti i fattori e i parametri che riguardano la persona stessa.

Con la figura 10 vogliamo rappresentare molto sinteticamente la struttura relazionale e organizzativa del sistema nella soddisfazione dei bisogni sanitari.

Il ruolo del paziente è relativo nelle scelte decisionali, a fronte delle considerazioni tecniche che ne derivano. La soggettività è presunta poiché il modello di soluzione è interpretativo da parte di un terzo, esperto, per la soluzione del problema specifico.

L'assenza di servizi disponibili o un qualche elemento di disturbo nella gestione valutativa possono determinare errori o scelte inadeguate, con la mancata soddisfazione del bisogno, l'induzione alla creazione di falsi bisogni o persino la determinazione di malattie iatrogene. La frequenza di queste condizioni non è modesta e gli errori o gli sprechi hanno origine da questi condizionamenti o omissioni nella valutazione della specifica condizione fisica e psicosociale della persona interessata

Figura 10

Gestione del bisogno sanitario
management of health needs

Bisogno presente

	Utente	Campo sanitario	Medico	Campo sanitario	Risultati
Percepito	Domanda espressa	Offerta presente	Domanda riconosciuta		Bisogno soddisfatto
	Domanda espressa	Offerta presente	Domanda non riconosciuta	Offerta presunta Offerta artefatta Offerta inventata	Bisogno non soddisfatto Creazione di falsi bisogni Malattie iatrogene
	domanda espressa	Offerta assente	Domanda riconosciuta		Bisogno non soddisfatto
	Domanda espressa	Offerta assente	Domanda non riconosciuta	Offerta presunta Offerta artefatta Offerta inventata	Bisogno non soddisfatto Creazione di falsi bisogni Malattie iatrogene
Non percepito	Domanda inespressa	Offerta presente/ assente			Offerta inutilizzata

Questo sistema di valutazione delle condizioni di salute è molto relativo poiché dipende dalle conoscenze (ricordiamoci sempre che *il medico vede ciò che sa*) e capacità del valutatore, da condizioni temporanee e dalla disponibilità di tecnologie e servizi adeguati, con le relative conseguenze per il soggetto interessato, che potrà ritenersi soddisfatto o meno, ma che non sempre saprà se vi sia una migliore soluzione per i suoi propri bisogni a meno di ulteriori specifiche valutazioni di merito. Che qualche volta complicano il quadro per le differenti interpretazioni dei diversi clinici consultati.

E le complicazioni si moltiplicano, poiché non è neanche ben chiaro quale sia l'effettivo risultato atteso, considerate le aspettative di ognuno e le modalità e gli obiettivi dei differenti attori in gioco, anche nel sistema di lettura del problema dei differenti medici a confronto. Anche in un quadro di confronto tra le aspettative del singolo, le condizioni e gli interessi della comunità coinvolta.

La qualità del risultato e la soddisfazione individuale sono elementi soggettivi che non sempre consentono valutazioni specifiche nè confronti adeguati. La gestione della propria salute ha poi importanti componenti di costume, di comunità e di gruppo e molti elementi che giustificano scelte non sempre adeguate per il bisogno di realizzazione personale e sociale in termini di salute e di benessere.

Comportamenti, attitudini e valori profondi sono poi identificabili nella specificità individuale nell'iceberg culturale (figura 11) che, come quello delle attività ha una parte evidenziabile a fronte di una struttura profonda, sommersa, che promuove attività e risultati, in cui le nostre interazioni e azioni hanno un ruolo significativo per la modalità operativa e i comportamenti che abbiamo in essere. Famiglia, condizione sociale, sistema educativo, religione, ambiente, sicurezza, lavoro, media etc. sono elementi fondamentali per lo sviluppo della personalità e dei comportamenti del singolo e della comunità.

Figura 11

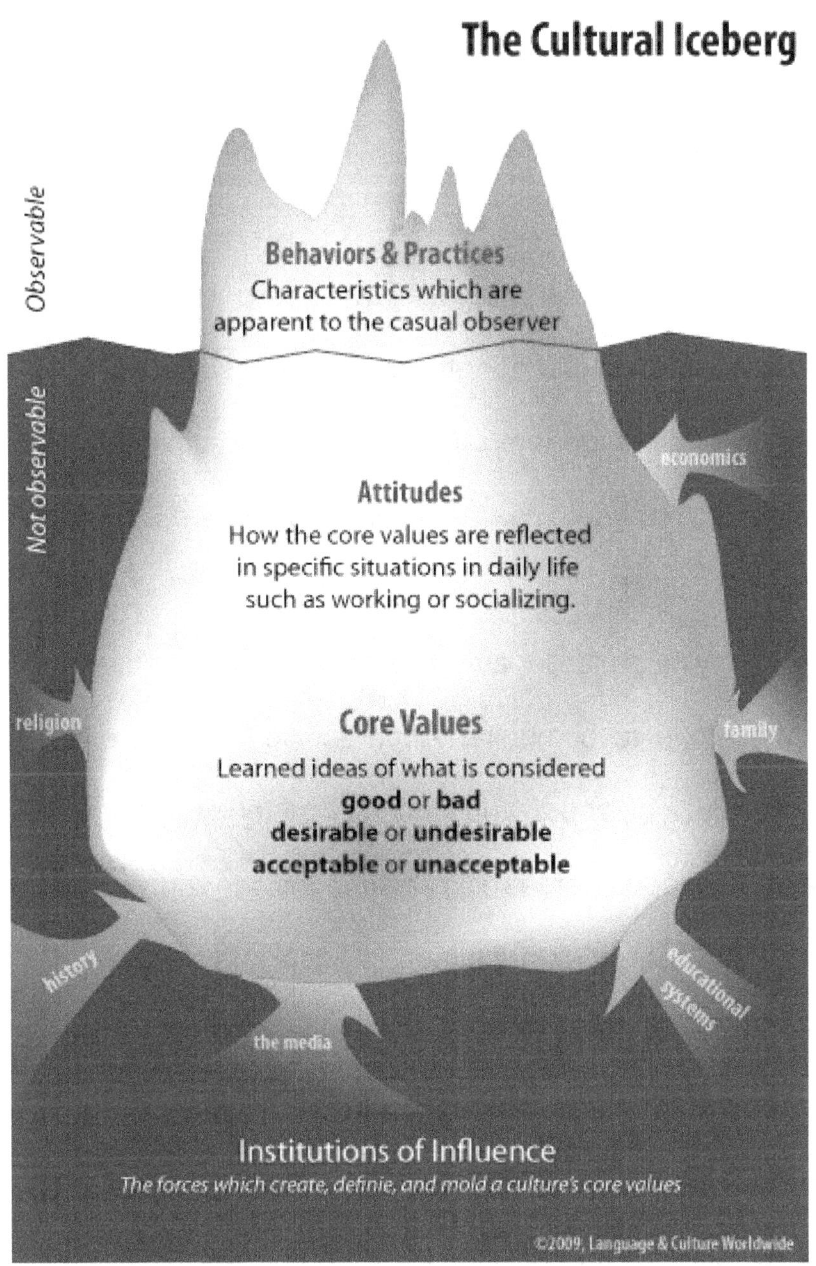

Nella analisi che stiamo proponendo vogliamo fare una valutazione sistemica e sistematica delle diverse componenti e modalità del servizio offerto dal sistema sanitario.

Organizzazione e servizi

I modelli di gestione

Le aziende sanitarie sono, come abbiamo detto, aziende assimilabili alle società hi-tech, alto livello culturale, innovazione tecnologica e forte attenzione al cliente.

Le diverse modalità di gestione possono creare interferenze o sviluppare le attività da erogare, nei modi e nei tempi di realizzazione, oltre che per efficacia e tempestività.

Gestire questi sistemi con modelli classici può comportare un appesantimento della attività e un rallentamento del sistema, che è permeato da una burocrazia non sempre indispensabile.

Vanno rivisti i modelli di indirizzo e di sviluppo delle attività stesse, con l'obiettivo di garantire il migliore risultato per il singolo e la comunità. Appare utile percorrere vie gestionali evolute e capaci di offrire soluzioni che favoriscano la partecipazione e il coinvolgimento dei professionisti che intervengono per la realizzazione del servizio.

Tra questi strumenti devono essere rivisti i sistemi che limitano le linee di sviluppo e di evoluzione culturale ed organizzativa, in particolare va rivista la gestione delle attività mediante il budgeting rigido e orientato a prevalenti risultati monetari.

La pratica di lavorare con i budget, come si fa, in generale, nella maggior parte delle aziende produttrici, dovrebbe essere ridimensionata in modo significativo per cambiare le organizzazioni da gerarchie centralizzate, le quali hanno prevalenti obiettivi di controllo, in reti devolute, che hanno modalità di gestione finalizzate ad azioni di sviluppo.

Nei sistemi in cui gli apparati di controllo hanno un significativo ruolo come strumento di governo, i costi degli organismi di controllo appaiono ormai significativi e scarsamente contraibili nel sistema di gestione ed investimento aziendale, con un prodotto professionale specifico molto modesto.

Le aziende sanitarie hanno molti strumenti che possono consentire di gestire e controllare le attività, anche indirettamente, dalle reti informatiche alle autorizzazioni specialistiche. L'organizzazione deputata alla verifica deve essere adattata anche alle valutazioni di sistema, ai meccanismi di risposta secondo linee di qualità, di semplificazione e di facilitazione del servizio.

Sistemi di controllo dei risultati sono già presenti e pertanto gli aggiustamenti eventualmente necessari possono consentire di esercitare tale intervento in modo regolato. In un sistema dove prevale la cultura del controllo abbiamo forti limitazioni alle azioni di sviluppo ed è difficile realizzare nuove idee o interventi per il modello stesso di sistema che deve garantire l'esistente, con una prevalenza di burocrazia e verifiche rispetto alla attività stessa. Le risorse, umane e strumentali indirizzate verso lo sviluppo creano plusvalore. Se invece vengono utilizzate prevalentemente per il controllo, creano una duplice spesa, per i controllori e per i controllati.

Il Beyond Budgeting

In questa prospettiva un modello di gestione che consente di orientare l'attività verso lo sviluppo è il **Beyond Budgeting (BB)**

da *Leadership e obiettivi flessibili Niels Pflaeging- Sergio Mascherotti Etas Compass*

La novità del Beyond Budgeting è la presenza di un modello alternativo orientato da principi nuovi che consente a chi governa le imprese di intraprendere i necessari cambiamenti, conoscendone i passi operativi e il probabile risultato finale, e le differenze rispetto al taylorismo. È questa facilità di utilizzo che forse consente di definire il Beyond Budgeting la prima grande idea di management del XXI secolo

Agli albori del movimento Beyond Budgeting fu soprattutto uno l'aspetto che destò interesse: l'esigenza della completa eliminazione di tutto ciò che si riferisce all'elaborazione del budget e al controllo attraverso scostamenti da questo. È chiaramente un postulato che si può agevolmente definire "radicale", visto che almeno il 95% delle aziende grandi e medie utilizza il budget quale principale meccanismo operativo di pianificazione e controllo. Ma non è tutto. Le imprese che fondarono, e che dirigono, il Beyond Budgeting Round Table, che coniarono il concetto stesso, non perdono occasione di ribadire che non bisogna solo abbandonare il budget ma si devono anche accantonare altri strumenti molto diffusi. La definizione di obiettivi quantitativi di vendita deve pure essere eliminata; così come il controllo degli scostamenti dal budget, gli obiettivi predefiniti, tutte le logiche di negoziazione, le allocazioni parametriche dei costi ecc. Insomma molte delle tecniche ritenute obbligatorie.

In conseguenza di ciò si sono sviluppate accese dispute tra accademici, consulenti e manager di lingua inglese, tedesca e portoghese che coinvolgono soprattutto gli esperti di finanza e controllo. Le discussioni, all'inizio caratterizzate da toni polemici, hanno comunque portato a un sostanziale riconoscimento del valore del modello; oggi sono numerosi gli esempi di imprese di varie dimensioni e Paesi che stanno sperimentando il modello Beyond Budgeting.

È però anche una grande opportunità per i top manager, gli imprenditori, i change manager che davvero vogliono indurre sostanziali cambiamenti nelle loro organizzazioni: "Un modello olistico al passo con i tempi". Il Beyond Budgeting è articolato in dodici principi di gestione: i primi sei favoriscono una leadership basata sull'empowerment e quindi una gestione molto decentrata. Il secondo gruppo di sei principi descrive processi flessibili di gestione delle performances.

Sei principi relativi alla leadership

Principi	Fare così!	NON così!
Clienti	Concentrare gli sforzi di tutti per migliorare i risultati per i clienti, rapporti "dall'esterno all'interno"	Rapporti verticali di potere
Responsabilità	Creare una rete di piccole squadre responsabili dei propri risultati	Gerarchie centralizzate
Prestazione	Promuovere il successo come "vittoria di squadra", rispetto al mercato	Approccio contrattuale, focalizzato internamente
Libertà di agire	Dare ai team la libertà, la capacità e l'autorità di agire	Rispetto di piani fissi
Governance	Basare la governance su obiettivi, valori e limiti chiari	Norme dettagliate e budget rigidi
Trasparenza	Promuovere informazioni condivise e aperte per tutti	Informazione ristretta, solo per chi deve sapere

Sei principi relativi a processi adattabili di gestione

Principi	Fare così!	NON così!
Obiettivi	Definire *desiderata* e mete flessibili in grado di promuovere miglioramenti relativi e continui	Obiettivi fissati annualmente e incrementativi
Ricompense	Ricompensare il successo ottenuto come squadra, basato sulla prestazione relativa, valutato *a posteriori*	Raggiungere obiettivi fissi, individuali
Pianificazione	Rendere la pianificazione un processo continuo e globale, concentrato sulle azioni	Solo annualmente e top-down
Controlli	Basare i controlli sugli indicatori chiave rispetto al mercato, ai concorrenti e ai periodi precedenti	Variazioni dal piano/budget
Caratteristiche	Rendere disponibili le risorse necessarie quando servono	Dotazione di bilancio annuale
Coordinamento	Coordinare le interazioni in modo dinamico con meccanismi di "mercato" e di dialogo	Cicli annuali di pianificazione

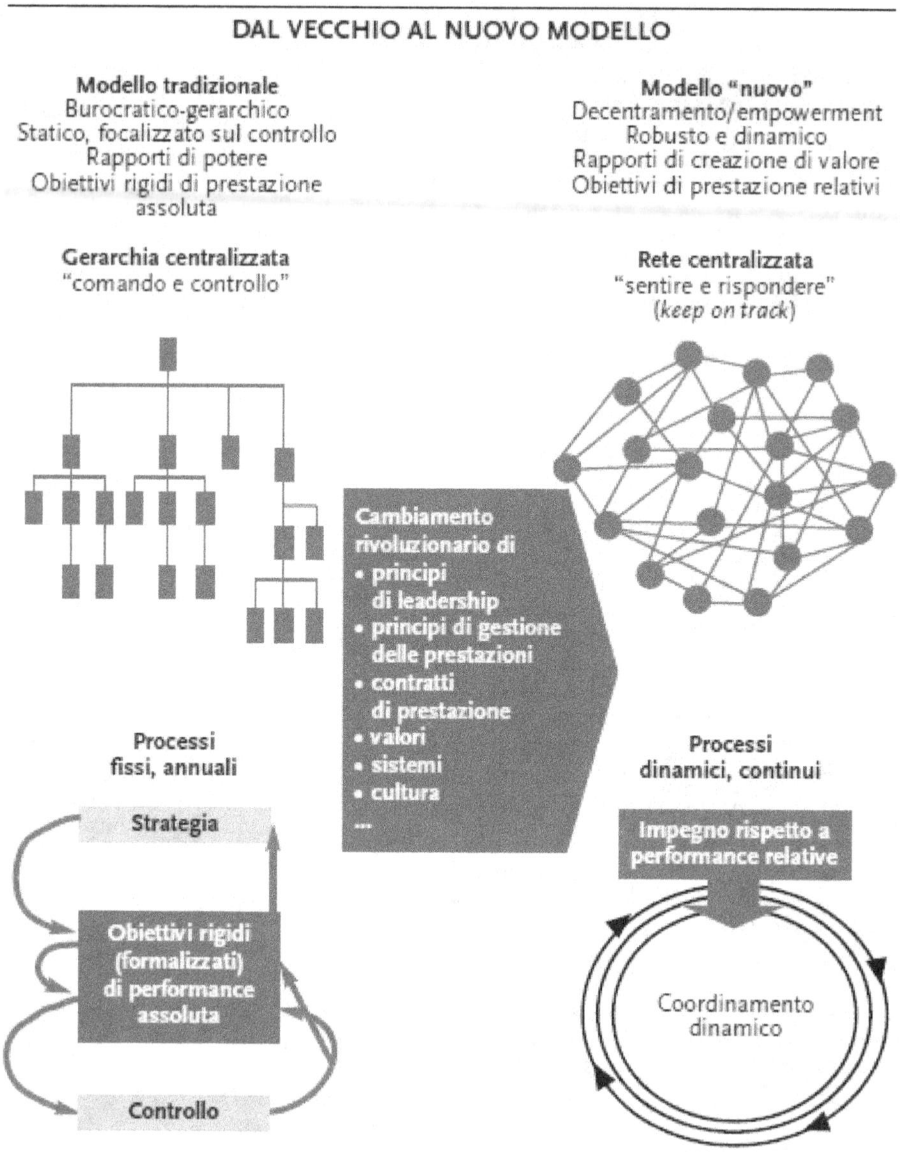

Il **BB** è basato su due insiemi di principi

1. I **processi adattativi (*adaptative management process*)** che hanno come obiettivo

- Massimizzazione delle performances potenziali

- Valutazione e ricompense relativi al miglioramento con giudizio retrospettivo

- Pianificazione delle azioni come processo continuo e inclusivo

- Disponibilità delle risorse necessarie e sufficienti per la realizzazione degli obiettivi

- Coordinare e orientare le azioni aziendali secondo la prevalenza della richiesta del cliente

- Basare i controlli sulla governance effettiva e su una gamma ben definita di indicatori di performance

2. **I processi basati sulla devoluzione,** sono finalizzati a

- Fornire una struttura di governance basata su principi e confini chiari

- Creare un clima di alto rendimento basato sul successo

- Consentire ai dirigenti di prendere decisioni autonome coerenti con i principi di governance aziendale, in particolare ai gruppi a diretto contatto con i clienti

- Supportare sistemi d'informazione aperti ed etici che forniscono "informazioni trasparenti ed obiettive" all'interno di tutta l'organizzazione

Punti di forza del *Beyond Budgeting*.

Benefici

- **Risposta più tempestiva.** Le aziende che adottano il BB funzionano con tempestività e semplicità e la semplicità proviene dalla riduzione della complessità e complicazione nel processo gestionale. Questo risultato può essere realizzato al meglio dando al manager chiari obiettivi nel rispetto di principi definiti, valori e limiti strategici.

- **Operare con una rete flessibile** permette ai responsabili di rispondere rapidamente alle richieste pervenute personalizzandole e modificando i processi di cui sono responsabili. Rendere la strategia un processo aperto, continuo e adattabile è uno degli elementi chiave in un'organizzazione a risposta appropriata, riducendo la burocrazia da cui è spesso limitata.

- **Strategie Innovative**. Nelle aziende di BB, l'obiettivo è lo sviluppo di idee e proposte, con confronto reciproco. Le policies aziendali e il clima interno hanno l'obiettivo di consolidare una fiducia reciproca, la condivisione di conoscenze e l'applicazione delle best practices. Il sistema premiante è basato sui risultati raggiunti, in particolare di équipe, e non sui meri obiettivi prestazionali di risultato. L'imperativo della condivisione della conoscenza è spesso mosso dalla necessità di realizzare obiettivi ambiziosi. Ciò può persino condurre le aziende a scambiare conoscenza con fornitori e contractors che, in periodi precedenti, venivano visti come avversari, creando una *"co-opetition"*, una competizione cooperativa, che possa consentire di realizzare migliori e più qualificanti risultati di servizio.

- **Riduzione dei costi**. Soltanto vedendo i processi operativi come rapporti fornitore-cliente i manager risponderanno alla richiesta di miglioramento in qualità e costo. Ed è soltanto tramite lo sradicamento della mentalità di budgeting che i manager sono incoraggiati a sfidare i costi fissi e cercare riduzioni di costo sostenibili. Le aziende che usano il metodo di beyond budgeting hanno costi più bassi. Non solo collegano il lavoro degli impiegati con i bisogni del cliente ma, inoltre, allineano prodotti, processi, progetti e strutture con la loro strategia. I manager operativi gestiscono le risorse disponibili piuttosto che considerarle comunque come

"assegnate„ Spesso è sufficiente fare la domanda, "*aggiunge valore al cliente?*„
per assicurare che il lavoro inutile venga eliminato.

- **Clienti più fedeli**. Le aziende di **BB** pongono i bisogni del cliente al centro della loro strategia ed adattano i loro processi per soddisfarli. La risposta tempestiva alle richieste del cliente è anch'essa importante a qualsiasi livello e in particolare nel rapporto diretto con il cliente.

Possiamo, con tranquillità, individuare questi obiettivi come obiettivi coerenti per la gestione e lo sviluppo di una azienda sanitaria, che abbiamo considerato come una azienda ad elevata complessità ed orientata a dare risposta al cliente.

Presupposti di Beyond Budgeting

Condizioni

- Il modello di *Beyond Budgeting* può consentire un forte decentramento gestionale con delega operativa al responsabile dei rapporti con il cliente, creando una forte motivazione al risultato con una produttività più elevata e una risposta più adeguata ai bisogni della persona assistita. La intensa collaborazione delle diverse équipes consente di migliorare ulteriormente il risultato finale.

- Poiché il **BB** è un modello in cui la coerenza del sistema è molto elevata, e il sistema di valori prevalenti fortemente integrato, in cui tutte le componenti hanno l'obiettivo di funzionare in armonia, esso può consentire di produrre un successo significativo e consolidato. Questo successo è guidato da quattro driver di valore diretti: strategie innovative, bassi costi, clienti fedeli e un reporting etico.

Il risultato è un'organizzazione snella, adattativa ed etica e che ha il potenziale per rimanere sempre in una posizione di vertice.

Fondamentale, in un sistema in cui viene applicata questa modalità gestionale, sono gli obiettivi aziendali che devono avere valori condivisi (vogliamo citare la frase di Mager- *se non sapete con certezza dove volete andare, rischiate di ritrovarvi altrove e di non accorgervene*) e l'intento strategico, con il perseguimento di un fine etico, efficace e olistico.

Da12manage- rivisto

Gestione Della Conoscenza- *Knowledge management-* di Collison e Parcell

Appare ovvio che nel servizio sanitario la fonte primaria del risultato assistenziale, oltre alle strutture, siano le persone che operano nei diversi servizi, *strumenti hard con competenze soft.*

Appare ovvio, e naturalmente dovrebbe essere chiaro e ben definito, che l'obiettivo specifico è, per il *Bene Aziendale*, la Conoscenza e la Competenza nella somma e integrazione dei singoli che sono espressione della cultura Individuale, delle capacità Intrinseche e dello specifico sviluppo culturale del sistema.

La somma delle conoscenze e delle competenze di tutto il personale sono il patrimonio, immateriale, della azienda. La presenza di tecnologie è indispensabile per ottenere un chiaro risultato diagnostico e terapeutico, ma senza il professionista esperto non possono, da sole, risolvere le problematiche espresse dai cittadini che si rivolgono ai servizi. Obiettivo aziendale è quindi quello di offrire le migliori condizioni ambientali e lavorative, il *clima aziendale*, agli operatori in modo che possano esercitare le loro attività e sviluppare conoscenze per favorire un risultato efficace, clinico e relazionale, al più alto livello possibile.

Questo modello è stato proposto da Collison e Parcell come *Knowledge management.*

Lo sviluppo appropriato di un sistema aziendale può condurre ad eccellenti risultati nella valutazione quali quantitativa poiché tende ad evitare errori ed elimina tutti i processi che siano inadeguati o inutili.

E' indispensabile creare un ambiente che favorisca questo meccanismo di risposta facilitativa (come lo è il beyond budgeting) e crei le condizioni per favorire la costituzione di un lavoro di gruppo in cui il confronto sia l'elemento fondamentale di analisi e proposta di risultato costruendo un ambiente in cui la conoscenza può essere creata, scoperta, catturata, condivisa, distillata, convalidata, trasferita, adottata, adattata ed applicata. Per creare un ambiente all'interno del quale la conoscenza si sviluppa rapidamente abbiamo bisogno di:

- Una infrastruttura affidabile unitaria e un'organizzazione che sia disposta ad essere imprenditoriale.
- Un modello operativo unico, strumenti e processi d'apprendimento.
- Una sede unica dove il modello di approccio degli operatori è effettuato in modo naturale, in cui chi opera fa ricerca, la condivide ed usa la conoscenza.
- Dove l'apprendimento e la condivisione sono attesi e modellati in modo organico

La metodologia fornisce numerosi strumenti, interventi e tecniche di facilitazione per aiutare le organizzazioni ad apprendere prima, durante e dopo le attività. I benefici di questi interventi di apprendimento possono essere accresciuti se sono condivisi più ampiamente come buone pratiche, sia per mezzo di reti di persone (Comunità), sia con la cattura e con la codificazione *"nei prodotti di conoscenza„* regolarmente aggiornati.

Il risultato più significativo è produrre di più con meno risorse. Certamente non è di facile applicazione e necessita di un management esperto e maturo che deve essere molto convinto nella applicazione del modello. Ha notevoli assonanze con il BB.

Referenza Bibliografica: Collison & Parcell - Learning to Fly - amazon

Vedi inoltre: Sito Web del Collison di Chris

L'Hoshin Kanri

Come sviluppare una visione comune con applicazione ad obiettivi, risultati e costi

In ogni attività imprenditoriale, è indispensabile avere strumenti che consentano di promuovere una visione comune, focalizzata sul medesimo obiettivo (il sistema dei valori prevalenti) , indirizzati su progetti specifici con indicatori peculiari misurabili e verificabili.

L'*Hoshin Kanri*, è in grado di rispondere a tutti i fattori precedentemente indicati.

L'**HK** può essere utilizzato come metodo di pianificazione strategica, oppure per la gestione di progetti complessi. E' uno strumento operativo in grado di trasferire fedelmente la voce del cliente all'interno della organizzazione garantendo uno sviluppo e una efficienza più elevata. L'**HK** è inoltre in grado di gestire trasversalmente le attività di ogni settore presente in azienda integrandosi nel flusso delle funzioni con l'obiettivo di promuovere uno sviluppo equilibrato e condiviso.

Hoshin Kanri letteralmente viene tradotto con *Hoshin* che significa bussola, mentre *Kanri* significa *management* ottenendo così un riferimento di *"Bussola del Management"*. Gli americani lo traducono con" *policy deployment*", che potremmo interpretare come *diffusione delle politiche aziendali*, che ancora meglio esprime la capacità di estendere la responsabilità dei risultati a tutti i componenti dell'azienda.

Ruolo dell'Asl e dei servizi

Definire il ruolo della Asl e dei servizi che eroga dopo oltre 30 anni di Riforma Sanitaria appare quantomeno fuori tempo. Ma se, ancora oggi, discutiamo di modalità e contenuti, qualche difficoltà nella gestione, nel corso degli anni, si è certamente manifestata.

Se in tutti questi anni non sempre siamo riusciti a conciliare ruolo operativo con finalità specifiche del SSN, risposte ai bisogni dei cittadini ed equilibrio economico, forse qualche motivo di rileggere il ruolo delle varie componenti gestionali lo abbiamo ancora oggi. Riteniamo che debbano essere riviste le componenti gestionali e non quelle di governo, che sono state, invece, ampiamente modificate nel corso degli anni.

Una prima valutazione critica circa obiettivi e modalità di erogazione ed offerta dei servizi deve purtroppo fare da primo riferimento nella nostra lettura delle attività sviluppate dal SSN prima e dagli SSR poi nel corso di questi decenni.

Una premessa, svolgere attività nel settore sanitario può non coincidere con gli obiettivi generali di un moderno servizio sanitario, che deve, come compiti ed indirizzi,

- Preservare e migliorare la salute della popolazione
- Raggiungere un livello accettabile di equità
- Rispondere alle aspettative e alle esigenze della popolazione e dei singoli cittadini
- Fare fronte ad interessi paralleli quale il rispetto di bilancio

In questi oltre 30 anni di Riforma, l'ultimo punto dell'elenco è stato largamente prevalente rispetto agli altri tre compiti ed indirizzi, che, comunque, lo precedono nell'ordine di importanza come fattori specifici sui risultati di cura e di salute.

Non che l'equilibrio economico sia secondario, ma l'utilizzo delle risorse non sempre è stato orientato ad ottenere il risultato prioritario e fondamentale di *"preservare e migliorare la salute della popolazione"*.

La spesa per il SSN e dei SSR è stata orientata, con grandissima prevalenza, per *la cura di persone già malate.*

Altri motivi di riflessione sono invece da collegare alla gestione amministrativa e normativa che è discesa dalla riorganizzazione dei servizi.

Ma queste considerazioni non nascono da una rilettura recente del sistema quanto dalla evoluzione che lo stesso ha avuto dal momento in cui è avvenuto l'accorpamento di tutte le funzioni e attività territoriali di carattere sanitario, dalla nascita delle *Unità Sanitarie Locali.*

Il modello che è stato implementato nel corso degli anni ci porta ad alcune riflessioni, inerenti problemi o limitazioni organizzative e funzionali che esistevano prima della Riforma Sanitaria, che, tendenzialmente, non sono state mai risolte in questi 30 anni di gestione delle attività sanitarie ed hanno comportato criticità nel tempo

- l 'accorpamento, senza una revisione logica dei processi e degli obiettivi, di tutti I settori della sanità confluiti nel SSN

- Aver mantenuto, con modifiche molto relative, la struttura organizzativa dell'Inam e degli enti ospedalieri, degli uffici d'igiene etc. e la logica amministrativa, organizzativa, culturale e per compiti delle strutture ad organizzazione indipendente (ospedali- servizi territoriali etc)

- Una valutazione dei servizi, e remunerazione, orientata alla gestione delle attività secondo modelli esecutivi e prestazionali

- Una gestione burocratica che si è ulteriormente amplificata per le caratteristiche pubblicistiche che ha assunto l'intero sistema

- In questi anni la medicina generale ha mantenuto una struttura "di base" e non le è stata affidata in modo chiaro e regolato la responsabilità del coordinamento globale della assistenza al cittadino

- La struttura stessa del servizio sanitario, che ha mantenuto una logica passiva, di attesa, di cura della malattia, e non di soluzione dei bisogni di salute del cittadino, che non ha mai teso a dare una risposta coordinata "ai bisogni del cittadino" ma svolto molto prevalentemente compiti di "erogazione di servizi".

Nel corso di questi anni sono stati proposti ed attuati diversi modelli di gestione del Servizio. Tutti, comunque, hanno teso a mantenere gli obiettivi specifici del sistema ma con meccanismi di gestione differenti, più o meno controllati ed orientati, tutti, prevalentemente, a dare risposta, non per forza congrua, alle richieste espresse dai cittadini.

La struttura dei servizi ha avuto una prevalente e costante attenzione alla cura della malattia ponendo l'Ospedale come base del sistema e centro della rete dei servizi al cittadino. Ospedale che è, e deve restare, centrale nella gestione del cittadino malato, ma non può essere il riferimento dei bisogni di salute della comunità e dei cittadini non affetti da malattia.

Per la proposta organizzativa complessiva si ritiene che la centralità assistenziale debba porsi sul territorio con i servizi di assistenza al cittadino e che i ricoveri ospedalieri rappresentino un fenomeno transitorio e limitato per l'assistenza al malato (Fig. 12- la situazione classica, dove l'ospedale rappresentava il luogo di cura per eccellenza, in una realtà economico epidemiologica certamente differente rispetto alla attuale, e fig. 13- la proposta di riequilibrio gestionale in cui il territorio regola organizzazione, servizi ed offerta nei confronti dei cittadini).

Per una rilettura complessiva del sistema sanitario si rinvia al libro *"Proposte per la Sanità del futuro- Prendersi cura dei cittadini"*, già citato in precedenza, in cui viene rivisto il modello e la struttura organizzativa del sistema sanitario in modo globale.

Figura 12

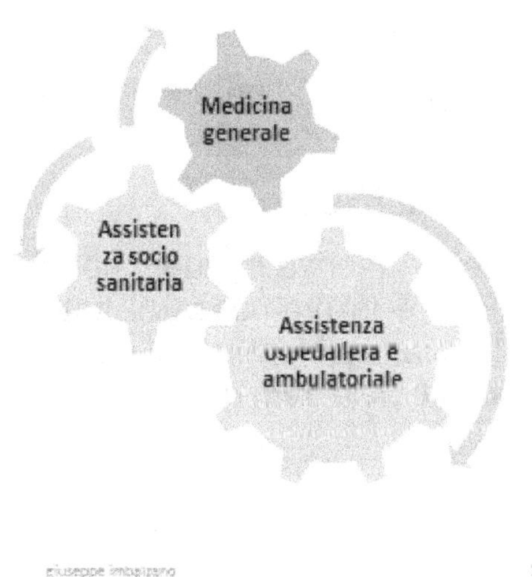

La capacità e il ruolo che ha sviluppato la medicina in questi anni hanno anche condotto molte prestazioni e terapie ad essere eseguite e seguite fuori dalle porte dell'ospedale stesso e, spesso, al domicilio del paziente. Domicilio che sempre più si adatta alle esigenze di bisogni di assistenza medio lieve o cronica se ben organizzata e gestita da una équipe multiprofessionale e da un sistema di risposta tempestiva ai bisogni della persona da assistere.

Non è stata adeguatamente sviluppata la telemedicina come strumento organico al monitoraggio clinico del paziente ma ci sono opportunità e prospettive che possono favorire tale indirizzo. La famiglia ha assunto un ruolo fondamentale nella gestione di supporto ai pazienti cronici. E con l'obiettivo di fare qualche profonda riflessione per il futuro quando la popolazione, se non sarà modificato il trend di patologie attuali, avrà una percentuale di anziani da assistere particolarmente significativa, che proponiamo un modello che tenda a ridurre i bisogni sanitari e la conseguente domanda di assistenza, in modo da non trasferire le maggiori spese direttamente sui cittadini.

Abbiamo cercato di dare una breve sintesi alle esigenze del paziente fragile con le indicazioni seguenti

L'assistenza al paziente fragile

Aspetti strategici del progetto assistenziale.

In ambito più strettamente organizzativo gli aspetti che sono ritenuti cruciali ai fini di una efficace risposta ai problemi di paziente fragile sono i seguenti:

a. **Alleanza terapeutica con la famiglia del paziente:**

   la condivisione degli obiettivi assistenziali (senza la quale non può esistere la cura del paziente grave a domicilio) è il nucleo e la premessa di tutte le azioni che tendono all'ottimizzazione delle prestazioni assistenziali fornite dal sistema familiare che devono corrispondere ad una scelta consapevole della famiglia stessa.

b. **Continuità delle cure** fondata su:

   - **Personalizzazione delle referenza clinica ed infermieristica:** Il MCP scelto dal paziente e l'Infermiere Professionale (IP) referente del caso, che contribuiscono a definire il piano e gli obiettivi assistenziali e utilizzano un rapporto di conoscenza/consuetudine con il paziente e la sua famiglia, possono garantire una appropriatezza e una "ragionevolezza" difficilmente immaginabili da parte di figure che intervengano estemporaneamente.

- **Elevata accessibilità del servizio**: devono essere definiti appositi elevati standard di accessibilità per aumentare la tutela del paziente e la percezione della stessa da parte della famiglia.

- **Assistenza specialistica domiciliare**

- **Diagnostica con tecnologie portatili** per ridurre al minimo le prestazioni presso le strutture specialistiche di riferimento

c. Considerazioni generali

- L'anziano presenta peculiarità che condizionano l'approccio assistenziale sia dal punto di vista clinico che organizzativo.

- Tali peculiarità si sintetizzano nei termini di cronicità, fragilità e disabilità, che si traducono in elevata morbilità e ridotta qualità e aspettativa di vita.

- L'assistenza agli anziani è il settore del sistema sanitario nel quale più profondamente si compenetrano il bisogno sociale e quello sanitario.

Nella logica di una ospedalizzazione selettiva e orientata a garantire il miglior livello di assistenza per la patologia in essere, la gestione degli interventi domiciliari deve essere sviluppata con l'opzione di fornire migliori condizioni assistenziali e di diagnosi al paziente ricoverato, a tutti gli effetti, al proprio domicilio. La gestione di spazi e una organizzazione sempre più simile alla assistenza ospedaliera avrà la possibilità di realizzarsi integrando gli interventi assistenziali con una telesorveglianza ben gestita e su una casistica significativa, sia quantitativamente che per tipologia di bisogni assistenziali. La centralità della Persona comporta una traslazione del baricentro del servizio, dal fondamentale ruolo diagnostico e terapeutico dell'ospedale allo sviluppo di interventi preventivi e alla assistenza domiciliare e ambulatoriale. La base tecnica e professionale ha rafforzato un modello "produttivo" a fronte di una modificazione sostanziale delle conoscenze della medicina.

Stiamo identificando, dopo molti anni di dubbi, teorie e confusioni, di condizionamenti, le cause di molte malattie croniche o degenerative, dei determinanti e dei fattori facilitanti.

Il sistema sanitario non ha ancora acquisito la cultura della salute e della prevenzione che si va affermando e il servizio è teso, ancora, alla diagnosi, in fase evolutiva, della malattia, e si impegna in modo importante nella cura.

Le logiche, la cultura, la scienza e la filosofia che hanno condotto al nostro attuale benessere sono il fondamento di una medicina che produce prestazioni ed esami, visite e radiografie. La lettura del sistema sanitario mediante un nuovo modello assistenziale e di servizio, di protezione, prevenzione e promozione della salute non può che favorire un migliore e più elevato stato di benessere e una riduzione delle patologie e della loro gravità. La cura e l'attenzione a modelli di rinforzo delle condizioni di salute non possono che prevalere nei servizi territoriali e il paradigma assistenziale viene letteralmente invertito. Dalla attenzione alla cura alla attenzione per evitare la cura. Il ricovero e l'assistenza ospedaliera diventano un epifenomeno della condizione di vita della persona. Non che la malattia ne venga eliminata, ma che venga inserita in un processo assistenziale in cui sono chiari i fattori di rischio individuali per ogni singolo cittadino e i possibili eventi possano essere inseriti in un piano assistenziale individuale personalizzato (PAI) in cui vengono identificati fattori di rischio e azioni di contrasto, meccanismi di rinforzo della salute e modelli protettivi da adottare con particolare cura e continuità.

Figura 13

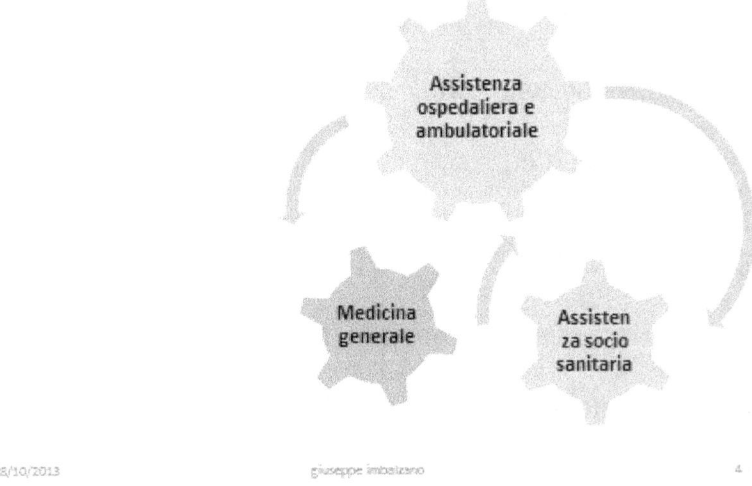

Riforme e controriforme- il Direttore di Produzione

Come abbiamo accennato in precedenza, con la riforma del 1992 e successive integrazioni, la Sanità, da ente pubblico, da servizio, è stata inserita in un sistema certamente innovativo con l'individuazione di un modello tipicamente aziendale, con responsabilità e gestione ben definita, mantenendo tuttavia una natura pubblicistica.

I Comitati di Gestione, nelle varie espressioni ed evoluzioni, hanno dimostrato notevoli limiti di ruolo e competenza nella organizzazione dei servizi sanitari territoriali. Non sempre per propria responsabilità, in particolare dovo è mancato un adeguato piano sanitario regionale orientato allo sviluppo generale dei servizi e delle strutture sanitarie, con una programmazione indirizzata a raggiungere obiettivi di gestione e di sviluppo a medio e lungo termine, e dove sono stati svolti e promossi interventi che non sempre hanno avuto un adeguato coordinamento generale.

La struttura delle Unità Sanitarie, anche per una espressione di carenza metodologica e di logica di servizio, ha teso ad uniformarsi alle linee culturali e di sviluppo ospedaliere, con la scelta, prevalente, di accentrare le strutture e i servizi in modo da favorire una concentrazione fisica, sia delle strutture stesse che del personale operante, di razionalizzazione e di tensione alla diagnosi e alla cura.

Questo modello ha certamente ridotto le sedi utilizzate ma, nel contempo, ha determinato una carenza di servizi di prossimità per le famiglie e gli anziani in particolare, una perdita di contatto (anche fisico) tra specialisti e medicina generale, e un eccesso di utenza, che potremmo dire confusivo della *mission* ospedaliera, in strutture che dovevano essere dedicate alle prestazioni più complesse e a pazienti più critici. Anche questa politica assistenziale ha favorito l'utilizzo, non adeguato, delle strutture ospedaliere.

I servizi ospedalieri non si sono più distinti, in particolare, dai servizi specialistici di primo contatto territoriale e la richiesta di molte prestazioni di base ha creato un eccesso di domanda, per lo più impropria, in ambito ospedaliero, incrementando tempi di attesa e prestazioni a basso livello tecnologico. La concentrazione dei servizi in ospedale ha anche condotto l'utenza ad afferire con maggiore facilità al pronto soccorso ospedaliero, che è sempre più diventato una sede di accesso privilegiata per la popolazione.

In questi anni di Riforma della Riforma Sanitaria, in senso aziendale, il ruolo del Direttore Generale è stato individuato come centrale, preminente e molto enfatizzato. La professionalità richiesta per tale figura è composita e particolarmente complessa. I corsi, che sono stati predisposti nel tempo per ottenere la "patente" di Dg hanno cercato di individuare le aree che dovevano essere di riferimento per gestire le attività, complesse, di una Azienda Sanitaria. Ma le competenze non si acquisiscono con alcuni mesi di formazione, con corsi di alto profilo ma poco selettivi e poco professionalizzanti.

In questo nuovo modello aziendale, il mix **soggetto pubblico/ organo monocratico,** non sempre ha consentito di ottenere quanto si prefiggeva la riforma. E il ruolo dei collaboratori diretti, che dovrebbero essere da lui selezionati, non sempre ha avuto il necessario e utile riconoscimento e adeguata funzione e utilizzo né la dovuta autonomia.

I direttori amministrativi e sanitari non sempre hanno potuto esercitare in modo organico e compiuto, nonostante il proprio compito specifico e la propria esperienza, un ruolo che ha certamente una potenzialità ed una espressione particolarmente significativa, anche in termini di responsabilità ed autonomia.

Non vogliamo entrare nel merito della descrizione della figura e dei compiti del Direttore Amministrativo, poiché stiamo proponendo una revisione delle attività sanitarie e del loro sviluppo, secondo linee che vadano a rafforzare l'efficacia degli interventi favorendo l'efficienza del sistema. Vorremmo rivedere, nella specifica modalità operativa e di gestione di questa proposta, il ruolo del Direttore Sanitario (DS), assimilandolo, nel modello che stiamo proponendo, al ruolo di *Direttore di Produzione*.

Vogliamo proporre una rilettura del ruolo del DS, in linea con le logiche organizzative aziendali attuali, come *Direttore di Produzione* che ha compiti specifici e di grande portata nella politica aziendale in generale e nella gestione e sviluppo dei servizi al cliente in particolare.

Il DS ha certamente un ruolo specifico, e prioritario, oltre ai compiti gestionali, di orientamento ed integrazione, di coordinamento e gestione dei processi clinici nella visione organizzativa intraospedaliera e di interazione con i servizi territoriali, di semplificazione e integrazione dei processi aziendali e di facilitazione alla risposta globale del sistema ai bisogni espressi dei cittadini assistiti.

Le caratteristiche del *direttore di produzione* nelle aziende private lo portano ad essere una figura chiave della propria azienda. Condivide in pieno la visione aziendale e deve possedere buone doti di leadership per trasmettere gli indirizzi e la cultura aziendale ai processi produttivi ed alle risorse umane che da lui dipendono ed ha, necessariamente, un curriculum basato su una formazione di tipo tecnico specialistico, accompagnata dalla frequenza di corsi specialistici nelle attività gestionali e di management.

Il *direttore di produzione* cura la realizzazione e lo sviluppo dei progetti, controlla e monitora la produzione in termini di costi, tempi e qualità, partecipa all'informatizzazione delle procedure di produzione e al loro aggiornamento, organizza il personale e le risorse tecnologiche per il conseguimento degli obiettivi aziendali, si occupa della logistica interna relativa alla produzione.

Per una descrizione più esaustiva, traiamo le linee per l'individuazione delle funzioni del direttore di produzione dalla definizione predisposta dall'Isfol (*Istituto per lo sviluppo della formazione professionale dei lavoratori*) - ente nazionale di ricerca sottoposto alla vigilanza del Ministero del Lavoro e delle politiche sociali.

"Il responsabile della produzione è colui che pianifica, controlla e coordina l'attività produttiva in una logica di ottimizzazione delle risorse (umane, economiche e tecnologiche) impegnate.

È fondamentale il suo ruolo di mediazione e ricombinazione delle competenze delle risorse umane in base alle quali programma la produzione. Dirige in modo integrato azioni strategiche, progettuali, organizzative e di gestione delle aree produttiva e logistica. All'interno di una organizzazione il direttore della produzione è la persona che ha la visone più completa delle potenzialità strumentali e costituisce il punto di raccordo dei vari reparti. È la figura di riferimento per l'industrializzazione del prodotto e crea i collegamenti tra i vari reparti con l'obiettivo di aumentare i livelli di produttività.

Costituendo il punto di riferimento per l'organizzazione della produzione, spesso rappresenta l'azienda nella contrattazione di secondo livello con le parti sindacali."

Profilo (tratto dalle linee generali ISFOL)

Il responsabile di produzione si occupa di

- pianificare e realizzare le fasi produttive sulla base delle esigenze dei settori commerciale, marketing e stile, decidendo i tempi e i metodi della produzione stessa;

– coordinare le attività logistiche e di magazzino, garantendo il monitoraggio del livello delle scorte dei prodotti e dei materiali necessari ai processi produttivi

– verificare lo stato di funzionamento dei macchinari e delle strumentazioni;

– pianificare, organizzare e gestire le risorse umane del settore produzione, in relazione ai flussi produttivi;

– collaborare alla redazione dei budget di produzione ed è responsabile del contenimento dei costi del settore di sua competenza;

– stabilire il calendario operativo, in base al quale tutti i comparti organizzano le attività, i tempi e le risorse da impiegare.

Formazione

Applicando le linee precedenti, possiamo dire che il responsabile della produzione ha conseguito una laurea in medicina, integrata da corsi che ne completino la formazione tecnica e gli garantiscano conoscenze necessarie ad un ruolo manageriale (organizzazione aziendale, pianificazione, gestione e controllo dei processi produttivi, qualità, ambiente e sicurezza nei settori clinici e dei servizi, costi e budget, logistica, gestione delle risorse umane, negoziazione, gestione dei gruppi etc.).

Il completamento della preparazione è garantito dall'acquisizione di competenze con l'attività lavorativa specifica in ambito aziendale.

Le numerose e significative competenze rendono il Direttore di Produzione un punto di riferimento della Azienda. Riteniamo che identificare il Direttore Sanitario con questa figura, centrale per la gestione delle attività, arricchisca il ruolo e consolida lo sviluppo delle funzioni sanitarie creando uno strumento che possa poi individuare obiettivi quali-quantitativi coerenti con i bisogni generali e specifici manifestati dai cittadini.

In questa accezione il ruolo della Direzione Sanitaria Aziendale, che si avvale dei Direttori Medici di Presidio e dei Direttori di Dipartimento come dirigenti a cui affidare i progetti di valutazione e di sviluppo, può offrire un importante contributo per la gestione integrata delle risorse aziendali. Rappresenta un efficace supporto allo sviluppo di una managerialità che qualche volta viene disattesa nei contenuti e nel metodo dalle linee operative che tendono a trascurare il merito dei risultati, finalizzando le analisi a sistemi di valutazione non sempre adeguatamente orientati, che invece devono essere certamente clinico assistenziali e di risultato di salute, e compatibili con le risorse disponibili.

Su queste basi il direttore di produzione e la rete dei servizi possono attivare una azione di coordinamento delle attività sanitarie che riesca ad interagire adeguatamente con la domanda effettiva che viene espressa dagli assistiti, in modo da adattare l'offerta ai bisogni che devono essere soddisfatti.

Oggi la domanda effettiva non sempre viene soddisfatta poiché è inserita in un sistema già strutturato di offerta che può non essere sempre adeguato ai bisogni effettivi della popolazione assistita.

Il ruolo del DS avrebbe il compito di sviluppare una attenzione alla domanda, coordinare l'azione specifica dell'intero corpo medico ed assistenziale, territoriale ed ospedaliero, verso una risposta efficace in un sistema che tenda sempre al massimo livello di appropriatezza e di specificità del servizio.

Il ruolo del Direttore Generale verrebbe ad essere rafforzato da questo modello organizzativo con la struttura gestionale che sarebbe più orientata a sviluppare e controllare le attività svolte e i risultati effettivamente ottenuti.

L'utilizzo delle risorse in un modello integrato favorisce la riduzione degli sprechi e consente di costruire risposte corrette riferite agli effettivi bisogni delle persone affette da condizioni morbose, anche non frequenti o di particolare complessità, completando l'offerta dei servizi correntemente offerti dalle strutture sanitarie.

In questo sistema, adottare il B.B. (Beyond Budgeting) è una modalità gestionale certamente favorente una organizzazione meno conflittuale e più coerente con una organizzazione professionale altamente orientata al Cliente.

Cittadini e servizi sanitari

Nella relazione con i servizi sanitari, la percezione dei cittadini non sempre è positiva per le modalità di risposta che ottengono e per le complicazioni burocratiche a cui sono sottoposti. E' necessario porre in atto azioni specifiche ed interventi di sistema che modifichino processi e percorsi assistenziali favorendo una risposta tempestiva e completa per il cittadino stesso, in un sistema di rete che accolga e dia soddisfazione alle esigenze proprie della persona, eliminando quanto non indispensabile per l'attività dei servizi.

In questo senso va rivisto l'impianto storico della organizzazione dei servizi, superando barriere logiche e di discontinuità che sono state create e si sono consolidate nel corso del tempo, facilitando così i percorsi e coordinando le azioni per garantire i servizi, con l'obiettivo della soddisfazione delle esigenze manifestate, evitando inutili e indaginose procedure per usufruire dei servizi necessari.

Con questo obiettivo, e per dare valore a questo modello di filiera corta, di servizi *per* il cittadino, vogliamo presentare sinteticamente i risultati di una esperienza sviluppata secondo il modello collaborativo tra strutture "competitive" e di gestione del servizio orientato alla soddisfazione dei bisogni dei cittadini. Questa esperienza è stata sviluppata nel corso di tre anni nella Provincia di Bergamo, presso l'Azienda Sanitaria Locale e ha coinvolto tutte le strutture sanitarie del territorio.

Il tavolo tecnico dei Direttori Sanitari (TTDS)

Di seguito è presentata l'esperienza realizzata in Provincia di Bergamo nel corso del triennio 2008- 2010 in cui la rete sanitaria territoriale ha avuto un diverso modello di coordinamento e di gestione con l'istituzione del Tavolo Tecnico dei Direttori Sanitari.

L'esperienza che viene proposta non è inserita nel modello di remunerazione per risultato, ma può essere un modello di riferimento per realizzare azioni che facilitano il servizio al cittadino e quindi vengono riconosciute per aver favorito il raggiungimento degli obiettivi prefissi.

Qualche dato sulle dimensioni e attività del sistema sanitario provinciale verrà esposto successivamente con alcune figure e tabelle. Anticipiamo due soli dati, il territorio produce circa 180.000 ricoveri per oltre 1,1 milioni di abitanti.

Gli obiettivi dell'intervento sono stati

- Ridurre le conflittualità esistenti tra erogatori e servizi di vigilanza e controllo

- Migliorare la qualità dei servizi offerti

- Rafforzare il ruolo del sistema sotto forma di organismo unitario

- Garantire una offerta organica ed integrata di servizi al cittadino

- Ridurre o eliminare le ineguaglianze

- Ridurre o eliminare gli atti burocratici non indispensabili

- Ridurre gli accessi non sanitari in ospedale

- Favorire il coordinamento delle prestazioni nei confronti del cittadino

- Ridurre le incertezze interpretative

- Creare omogeneità comportamentale, integrazione e sinergie nel sistema anche con la collaborazione di centri di ricerca (numerosi progetti sono stati sviluppati con l'istituto di ricerche Mario Negri)

- Sviluppare attività e iniziative comuni e modalità omogenee di risposta

Molto in sintesi, si è cercato di offrire e promuovere, In un sistema particolarmente complesso, un tipico modello di *co-opetition* (collaborazione competitiva), dove l'obiettivo, per tutti i partecipanti, è stata la soddisfazione dei bisogni di assistenza per l'utenza. Nel corso degli anni, le attività sviluppate dal tavolo tecnico hanno consentito di realizzare alcuni progetti (preparazioni uniche per prestazioni ambulatoriali e di ricovero, accesso ai servizi per i diversamente abili, rete per i pazienti affetti da morbo di Parkinson, progetto Take Care per la prevenzione primaria dei tumori, Hph, Whp, etc).

Il *TTDS* è rimasto attivo per 3 anni, con regolari incontri mensili integrati da incontri specifici su argomenti di particolare importanza, durante i quali è stata approfondita la discussione su argomenti di particolare complessità, tra cui la presentazione e interpretazione delle nuove normative nazionali e regionali, piani di sviluppo, progetti innovativi, risposte a associazioni di malati, non rare convocazioni d'urgenza per particolari esigenze organizzative od operative etc.

Questo impianto organizzativo ha determinato una partecipazione attiva di tutte le strutture sanitarie provinciali alle iniziative organizzate per consentire la soluzione di problematiche sanitarie territoriali e dei cittadini, con migliore e più tempestiva soddisfazione dei loro bisogni.

Unità di crisi/ organizzazione e gestione degli interventi (ad esempio l'organizzazione sulla pandemia influenzale è stata seguita in modo organico da parte di tutte le strutture sanitarie che hanno collaborato in modo ammirevole e agito con un ottimo coordinamento), in cui venivano discussi i temi di maggiore interesse e criticità (un elenco, non esaustivo, è presentato successivamente). Sui progetti sono state sempre coinvolte tutte le strutture presenti con l'identificazione di un responsabile del progetto stesso individuato tra i Direttori Sanitari partecipanti al tavolo tecnico.

Gli incontri, anche per un minimo riconoscimento ai partecipanti, sono stati inseriti nel programma ECM aziendale, riconoscendo i relativi crediti.

Nessun gettone di presenza è stato mai richiesto né tantomeno proposto.

Nel corso del tempo sono stati attivati gruppi paralleli organici e coerenti con le esigenze individuate e da sviluppare (URP – Uff. qualità –gastroenterologi –neurologi –laboratoristi - radiologi –chirurghi –prev. Infezioni –etc....), i quali hanno predisposto una documentazione condivisa e adeguatamente sviluppata secondo linee tecniche e scientifiche nazionali ed internazionali.

A questi interventi sono state associate, in parallelo, iniziative formative, informative, organizzative, la revisione dei percorsi assistenziali, con la presentazione al pubblico delle attività prodotte, etc.

Nel corso del lavoro sono stati individuati processi ed interventi, e avviate le iniziative, per dare risposta a bisogni espressi che non avevano la necessaria presenza sul territorio e che costringevano i cittadini a lunghe peregrinazioni per individuare i centri che offrivano il servizio. La gestione dei rapporti con le associazioni dei malati ha consentito di soddisfare le loro esigenze specifiche, di coordinare e di qualificare in modo significativo l'offerta dei servizi.

Nel corso del tempo sono variate le modalità operative del TTDS e da un percorso sanitario che proponeva la "soluzione di criticità" si è promossa una modalità di gestione dei servizi che consentiva lo "sviluppo di iniziative" sino a tendere alla "creazione di un sistema" e a un servizio sanitario territoriale che consentiva e garantiva una "modalità comune e condivisa" di intervenire sulle diverse esigenze assistenziali.

Da Gennaio 2010 ha partecipato al tavolo tecnico anche il Presidente dell'Ordine dei Medici della Provincia di Bergamo (professionista di grande esperienza e qualità umane e professionali, particolarmente attivo per iniziative sanitarie nella comunità) che ha consentito di estendere le informazioni a tutto il corpus medico del territorio, affrontando problemi (prescrizioni farmacologiche e specialistiche, gestione dei rapporti tra specialisti e medicina di famiglia, organizzazione dei rapporti e delle attività comuni etc) che sono stati posti anche dallo stesso Presidente.

Le iniziative e la documentazione prodotta venivano approvate all'unanimità così come la conferma delle azioni intraprese, in modo da rendere coinvolto e partecipe l'intero gruppo dirigente sanitario delle Aziende operanti nella Provincia. Nel caso non vi fosse completo accordo si ascoltavano le motivazioni dei singoli valutando le integrazioni o modifiche necessarie per garantire l'unanimità delle adesioni.

Da queste azioni e interventi venivano attivate poi modifiche organizzative apportate al sistema generale e nelle azioni specifiche.

Alcuni argomenti particolari ed innovativi sono stati introdotti nella gestione comune dei servizi e nella valutazione delle attività, sia come organizzazione che come qualificazione, come il progetto Take Care per la prevenzione primaria dei tumori e i progetti OMS per gli ospedali che promuovono salute e per la promozione della salute nelle aziende (HPH e WHP), tra le quali, a pieno titolo, possiamo annoverare le aziende sanitarie, e non per un mero valore nominalistico.

Senza voler approfondire ulteriormente modalità e processi organizzativi, possiamo trarre alcune conclusioni per le attività svolte.

Vi è stata una netta riduzione di conflittualità e contestazioni (sono stati definiti e condivisi alcuni parametri e processi di valutazione, concordate modalità operative e di gestione etc.), tensioni e criticità tra i servizi di controllo Asl e le diverse strutture.

Questo modello ha favorito il rispetto reciproco e il rafforzamento delle relazioni fiduciarie con lo sviluppo di iniziative comuni e ha consentito di ottenere risultati utili per un migliore servizio/ consenso per nuove attività/ modalità comuni di intervento/ coordinamento del sistema e della qualità della offerta di servizi al cittadino. Ha altresì consentito di ridurre significativamente le situazioni di criticità organizzative e comunicative con i cittadini e con le altre agenzie territoriali. E' stato anche strumento e sede di incontro con le altre Agenzie e servizi territoriali (Comuni, Associazione dei Comuni, Provincia, Volontariato, etc) presenti per lo sviluppo di interventi organici per la Comunità.

La gestione integrata dei servizi ha favorito e consentito notevoli miglioramenti nella organizzazione dei percorsi clinici e di servizio e della offerta stessa dei servizi sanitari, riducendo gli sprechi ed orientando alcune attività verso settori non prettamente medici (alcune attività riabilitative sono state orientate su settori funzionali e non patologici, con una riduzione della domanda in generale ed una più elevata appropriatezza, riduzione dei costi e dei tempi di attesa (back school e attività di ripresa della tonicità muscolare, attivando corsi semestrali specifici per laureati in scienze motorie), garantendo una risposta adeguata ai bisogni manifestati dai cittadini. Nel contempo iniziative di prevenzione primaria hanno visto una larga attivazione di interventi presso gli ospedali pubblici e privati del territorio bergamasco.

Vi è stato un importante sviluppo comune nella gestione degli interventi e delle risposte con una reale integrazione e coordinamento delle attività sanitarie, sia in settori specifici (ad es. nella assistenza al paziente affetto da Parkinson), che in generale.

I dati generali, sanitari, organizzativi ed economici del territorio della Asl della Provincia di Bergamo nel 2010 sono sintetizzati nella figura successiva (fig. 14)

Figura 14

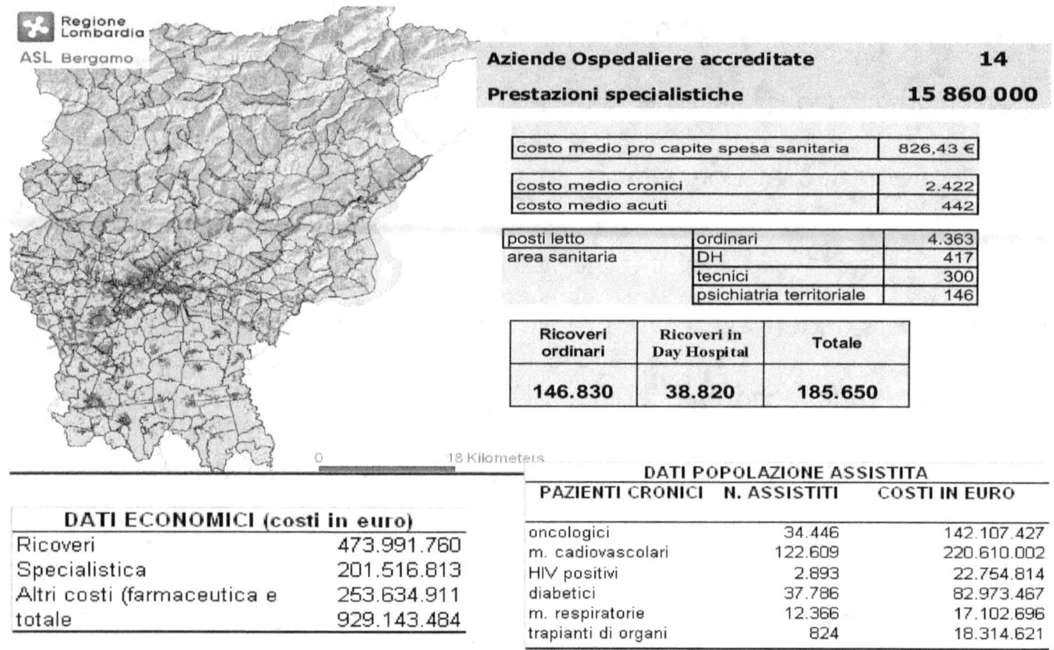

Aziende Ospedaliere accreditate	14
Prestazioni specialistiche	15 860 000

costo medio pro capite spesa sanitaria	826,43 €
costo medio cronici	2.422
costo medio acuti	442

posti letto	ordinari	4.363
area sanitaria	DH	417
	tecnici	300
	psichiatria territoriale	146

Ricoveri ordinari	Ricoveri in Day Hospital	Totale
146.830	38.820	185.650

DATI ECONOMICI (costi in euro)	
Ricoveri	473.991.760
Specialistica	201.516.813
Altri costi (farmaceutica e	253.634.911
totale	929.143.484

DATI POPOLAZIONE ASSISTITA		
PAZIENTI CRONICI	N. ASSISTITI	COSTI IN EURO
oncologici	34.446	142.107.427
m. cadiovascolari	122.609	220.610.002
HIV positivi	2.893	22.754.814
diabetici	37.786	82.973.467
m. respiratorie	12.366	17.102.696
trapianti di organi	824	18.314.621

Realtà importante per popolazione, lavoro e ambiente economico sociale, la Provincia di Bergamo è tra le province più grandi d'Italia con oltre un milione di abitanti, una rete ospedaliera composta da 14 aziende ospedaliere (23 stabilimenti ospedalieri) pubbliche e private, con circa 5000 letti accreditati ed un bilancio complessivo, per prestazioni sanitarie e socio sanitarie di oltre 1,2 miliardi di €.

Il modello di gestione del TTDS, come abbiamo detto, ha visto il coinvolgimento di tutte le componenti tecniche, assistenziali ed amministrative, in particolare con la partecipazione degli uffici qualità e gli URP aziendali per garantire continuità, qualificazione e consolidamento degli interventi realizzati (fig. 15) di cui alcuni vengono presentati qui di seguito.

Figura 15

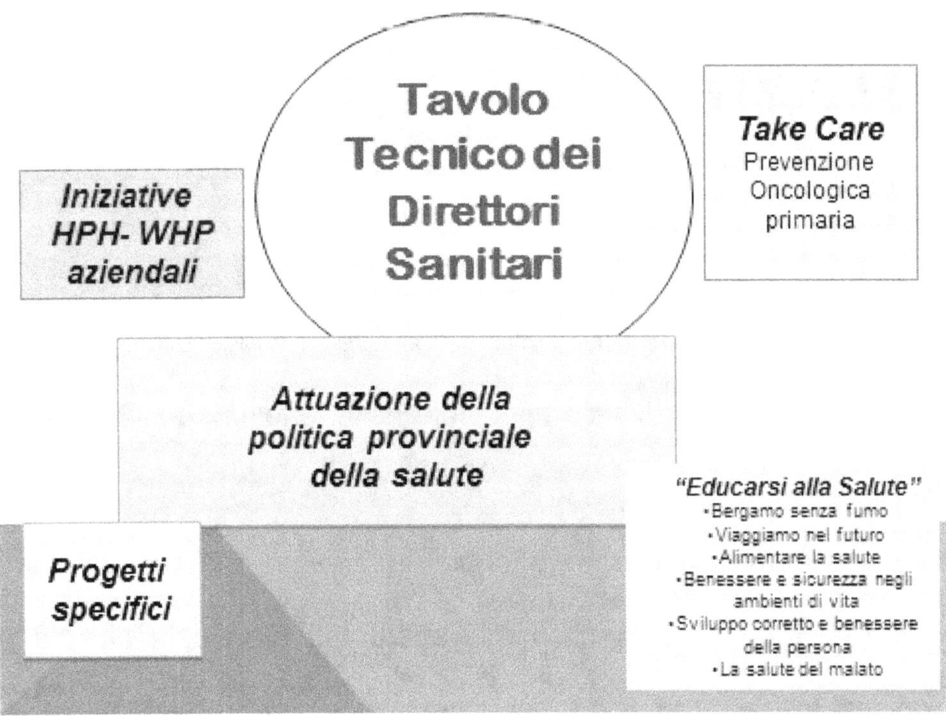

Sono stati attivati progetti di varia natura, dalla semplificazione amministrativa, come ad esempio per le modifiche burocratiche per l'esenzione del ticket, alla gestione dei servizi per patologie croniche complesse, con un modello di facilitazione all'accesso ai servizi da parte dei cittadini o un monitoraggio più attento alle condizioni di salute di categorie di pazienti cronici.

Tutti i progetti attivati hanno avuto carattere provinciale, con interessamento della rete sociale, amministrativa, degli Enti Locali, volontariato, Scuole, Curia, etc secondo le attività e gli interventi che sono stati sviluppati, con incontri specifici o periodici con le medesime agenzie territoriali, in modo particolare, comunque, con i Comuni della Provincia.

Una notazione particolare, nell'ambito delle attività svolte nel corso del triennio, va al progetto Take Care, che descriviamo brevemente di seguito. Take Care è un progetto di prevenzione primaria dei tumori sviluppato nell'ambito di un piano regionale, in collaborazione con la Asl della Provincia di Lodi.

Take care, fai attenzione- prenditi cura

Accenniamo sinteticamente al progetto, che è stato sviluppato nelle province di Lodi e di Bergamo (rispettivamente prima e seconda a livello nazionale per mortalità specifica nel settore- oltre 1,3 milioni di abitanti totali).

Take Care, *fai attenzione- prenditi cura*, è un progetto per la prevenzione primaria e secondaria dei tumori, con interventi anche sui pazienti già affetti dalla patologia, che ha avviato una azione di prevenzione e promozione complessa sui territori interessati coinvolgendo tutti gli attori del sistema sanitario e sociale con numerosi obiettivi.

Il primo è stato di predisporre e attivare, consolidandola, una rete interistituzionale (ASL/ DipO (Dipartimento Oncologico) / AO/ Comuni/ Provincia/ Enti Pubblici/ Scuole/ volontariato sanitario/ parti sociali datoriali e dei lavoratori/ Curia/ organizzazioni non profit, etc) che operi in modo trasversale e interdisciplinare per la prevenzione, integrata con il sistema di diagnosi e cura in ambito oncologico, e consenta di fornire servizi continuativi e informazione coerente all'utenza.

Obiettivo di questo intervento è l'implementazione di nuove sinergie tra servizi di prevenzione, cure primarie e DipO, con la partecipazione attiva della medicina generale e della pediatria di famiglia alle iniziative e allo sviluppo di azioni complesse e programmate.

Con questo progetto è stato avviato un processo di coinvolgimento della comunità con la attivazione di iniziative formative diffuse per la preparazione di operatori non sanitari (che abbiamo denominato *Animatori della Prevenzione*) che curino iniziative di Prevenzione Primaria nei vari ambiti sociali e di lavoro.

E' stato anche promosso un approccio integrato alla persona con il coinvolgimento attivo della comunità per l'acquisizione diffusa di comportamenti corretti fornendo *empowerment* al cittadino, potenziandone l'autonomia sulle scelte di salute.

Nel contempo è stato avviato un uso significativo delle risorse informatiche (con l'attivazione di un'area dedicata all'interno del sito aziendale che ha consentito di supportare l'accesso e l'uso delle informazioni e dei servizi disponibili agli attori del sistema e agli utenti interessati) con attività interattive per favorire la diffusione di proposte ed interventi organici e diffusi a livello territoriale. Successivamente è stato aperto un sito, specifico, sulla prevenzione neoplastica. Durante lo sviluppo del progetto sono state promosse sinergie tra i vari livelli di cura per favorire un consolidamento delle modalità, finalità e qualificazione degli interventi, ad ogni livello.

Sono stati avviati processi di valutazione e verifica per la predisposizione di idonei strumenti e modalità comunicative efficaci nel settore della prevenzione oncologica.

Sono stati predisposti strumenti di formazione con modalità FAD a disposizione delle scuole e delle diverse agenzie territoriali interessate.

Il progetto ha coinvolto l'intera comunità delle due Province con una azione complessa a tutti i livelli.

Una sintesi delle azioni e dello sviluppo degli interventi è descritto di seguito nel modello di gestione e sviluppo del progetto stesso.

SOTTO OBIETTIVI				
Attivazione di una rete interistituzionale e coinvolgimento delle parti sociali per la conduzione di iniziative coordinate ed interdisciplinari su più ambiti mirate ad innescare sane politiche pubbliche, a creare ambienti favorevoli alla salute, a sviluppare le capacità individuali e rafforzare l'azione collettiva a favore della salute.				
1. Attivazione di una rete interistituzionale e delle forze sociali	**2.** Implementazione di nuove sinergie tra servizi di prevenzione, cure primarie e DIPO	**3.** Realizzazione interventi di promozione della salute nelle scuole	**4.** Promozione sinergie con imprese	**5.** Comunicazione alla popolazione

ATTIVITA'				
1. 1 Mappatura risorse pubbliche e private presenti sul territorio	**2.1** Iniziative di formazione e di sensibilizzazione per la partecipazione attiva della medicina generale e della pediatria di famiglia	**3.1** Sensibilizzazione di dirigenti scolastici, insegnanti e genitori	**4.1** Sviluppo di interventi di promozione della salute nei luoghi di lavoro	**5.1** Promozione di iniziative di informazione e divulgative
1.2 Creazione di un gruppo di lavoro interistituzionale	**2.2** Indagine per rilevare informazioni sulle tematiche alimentazione, attività fisica e fumo	**3.2** Realizzazione corretta informazione degli insegnanti	**4.2** Attivazione di una rete di locali di ristorazione pubblica che promuovono la salute	**5.2** Accesso e uso informazioni e servizi per mezzo di risorse informatiche
1.3 Costruzione e definizione di un progetto condiviso	**2.3** Predisposizione ed invio di materiale informativo/di sensibilizzazione/di indirizzo	**3.3** Realizzazione percorsi educativi con miglioramento conoscenze e comportamenti		
		3.4 Promozione strutture e servizi coerenti con obiettivi di salute		

Un primo contributo sul progetto è stato pubblicato con il titolo *Tumori, no grazie- Se li conosci li eviti* a cui si rinvia per eventuali approfondimenti. Sono stati predisposti ulteriori contributi derivati dalla esperienza realizzata.

Nel corso del triennio, altri progetti sono stati sviluppati e numerosi interventi di prevenzione e promozione della salute sono stati attivati. Questi progetti hanno seguito le linee del WHP (Workplace Health Promotion) e dell'HPH (Health Promoting Hospitals) (inseriti nell'impianto educativo sulla salute proposto dall'OMS), e che, insieme ad HPS (Health Promoting Schools) e HC (Healthy Cities) hanno rappresentato la struttura organica della gestione educativa e preventiva sviluppata nella comunità bergamasca e lodigiana. *Educarsi alla Salute* è stato il progetto di educazione alla salute sviluppato nell'intera comunità ed ha fatto da enzima coordinatore per le diverse iniziative che non erano, inizialmente, integrate tra di loro. E' stato il motore dei contenuti che sono stati proposti e veicolati alle diverse componenti comunitarie. Il modello è esplicitato nel libro –

Il Vaso di Pandora- Manuale di Educazione alla Salute. Numerosi progetti sviluppati nel

corso dei tre anni di lavoro sono stati presentati e accolti a Congressi Nazionali ed

Internazionali.

I progetti di integrazione ospedali territorio

Il tavolo di coordinamento ha consentito la gestione comune delle linee di indirizzo per gli

interventi sanitari e ha promosso progetti di integrazione tra ospedale e territorio (Fig. 16)

Figura 16

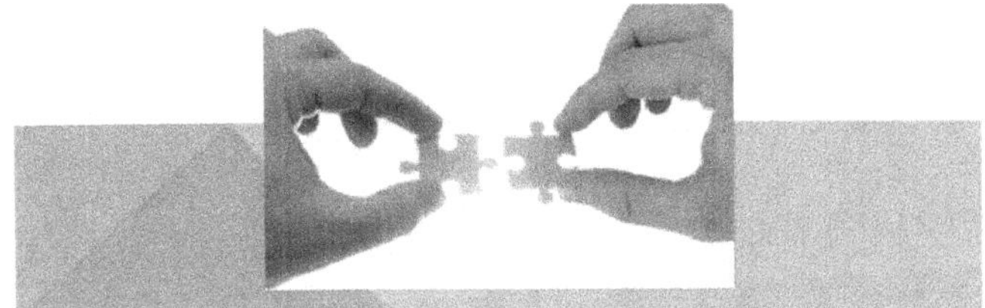

Elenchiamo, in modo non esaustivo, nelle figure che seguono (17- 18- 19), alcune delle

attività promosse nel corso del triennio, dove sono state sviluppate azioni di integrazione,

organizzazione, valutazione, revisione etc che riguardavano il complesso delle attività e

degli interessi delle aziende sanitarie, della comunità e dei singoli cittadini dell'intera

Provincia.

Figura 17

- **Commissione Provinciale per la morte cerebrale**

- **Implementazione di una rete per il Parkinson**
  *Implementazione di una rete fra ospedali per uniformare la diagnosi e la terapia,
  l'accesso alle cure chirurgiche nonché la definizione di criteri per la riabilitazione.
  Implementazione di un network informatico per i pazienti*

- **Uniformazione della preparazione dei pazienti**
  per gli esami endoscopici, radiologici e di laboratorio e per interventi chirurgici

- **Riorganizzazione della prescrizione farmaceutica e degli
  esami di laboratori**
  *Sviluppare una cultura di appropriatezza per la prescrizione degli esami di
  laboratorio fra i MAP e gli Specialisti es: TSH, PSA, AST, ALT, etc.*

Figura 18

Liste di attesa

Linee guida e strumenti per i MAP al fine di standardizzare ed evitare le liste di attesa per esami diagnostici in caso di urgenza

Regole per la prescrizione di farmaci

Definizione di regole comuni per la prescrizione di farmaci ed approfondimenti diagnostici per MAP e specialisti

Semplificazione amministrativa ed esenzioni

Semplificazioni amministrative per l'accesso alle visite autorizzative

Formazione continua per MAP e PDF

Facilitazione dell'accesso ai servizi sanitari per diversamente abili

Migliorare l'accesso ed organizzare un sistema di prenotazione per tutte le prestazioni sanitarie per sordi, ciechi e disabili in generale in tutte le strutture sanitarie della provincia

Figura 19

Continuità delle cure ospedale territorio

Identificazione di pazienti ospedalizzati che necessitano di particolare follow-up domiciliare dopo la dimissione ospedaliera

Linee di indirizzo per la ristorazione ospedaliera

Tabelle nutrizionali per la ristorazione collettiva. Produzione e diffusione di linee guida, fabbisogni nutrizionali speciali per la preparazione di pazienti chirurgici agli interventi

Lavoro e psiche

Migliorare l'inserimento e l'integrazione dei pazienti psichiatrici nei luoghi di lavoro

Database internet per la ricerca delle prestazioni sanitarie fornite ai cittadini

Un database per aiutare la popolazione nella ricerca di tutti i servizi disponibili negli ospedali (orari, luoghi, liste di attesa, specialisti, servizi i disponibili)

Non tutte le iniziative hanno avuto un esito favorevole poiché alcune, come la *Commissione Provinciale per la valutazione della morte cerebrale* avevano significativi bisogni di organico che non è stato possibile mettere a disposizione del sistema.

Le strutture private accreditate avevano dato la loro disponibilità a svolgere attività in ambito di donazione di organi e di tessuti ma questo intendimento non ha potuto essere realizzato per i motivi di cui sopra.

La discussione e gli interventi nel merito dei problemi hanno comunque facilitato le relazioni tra le varie aziende, pubbliche e private, che erano presenti intorno al tavolo, facendo prevalere il modello cooperativo in un sistema fortemente competitivo.

Nell'ambito del progetto HPH è stato approfondito un aspetto che spesso non è in primo piano ed è legato alle modalità e alla cultura prevalente dei diversi servizi e reparti ospedalieri, in cui vengono trascurate le esigenze strettamente non cliniche, identificando, nel contempo, quali possano essere le azioni che riducono i fattori di rischio per i pazienti.

Le prime due tabelle si riferiscono alle aziende sanitarie (14- tutte le aziende sanitarie della Provincia di Bergamo) partecipanti all'iniziativa, mentre le successive due alle attività dei reparti che sono stati direttamente coinvolti nella specifica valutazione quali-quantitativa nella partecipazione ad attività preventive o sulla sicurezza.

Figura 20

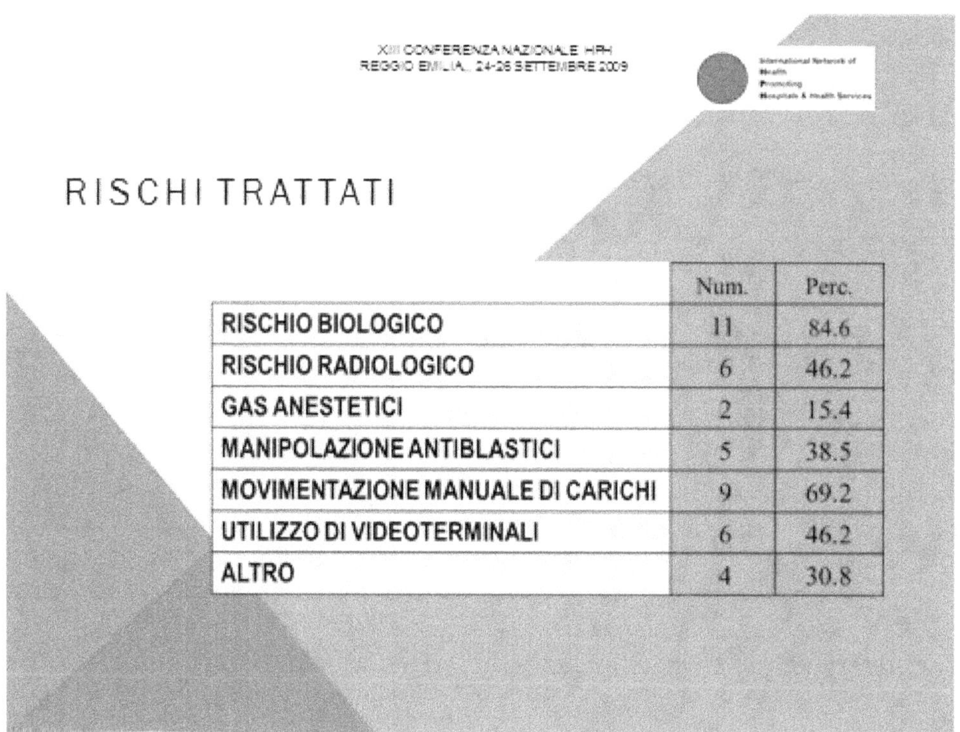

	Num.	Perc.
RISCHIO BIOLOGICO	11	84.6
RISCHIO RADIOLOGICO	6	46.2
GAS ANESTETICI	2	15.4
MANIPOLAZIONE ANTIBLASTICI	5	38.5
MOVIMENTAZIONE MANUALE DI CARICHI	9	69.2
UTILIZZO DI VIDEOTERMINALI	6	46.2
ALTRO	4	30.8

Figura 21

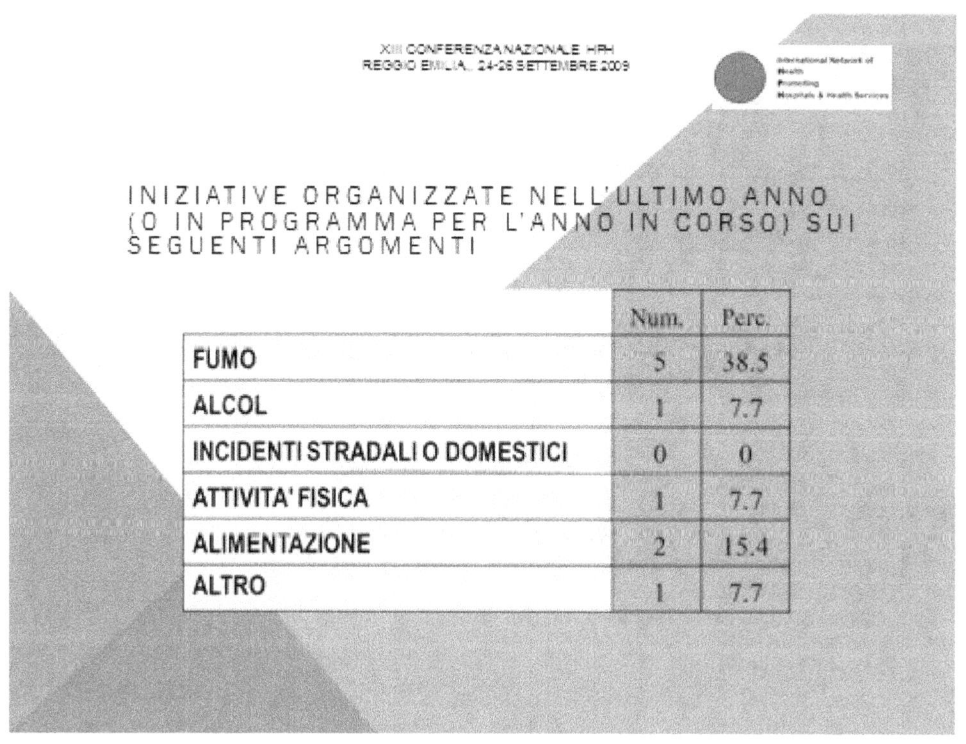

	Num.	Perc.
FUMO	5	38.5
ALCOL	1	7.7
INCIDENTI STRADALI O DOMESTICI	0	0
ATTIVITA' FISICA	1	7.7
ALIMENTAZIONE	2	15.4
ALTRO	1	7.7

Figura 22

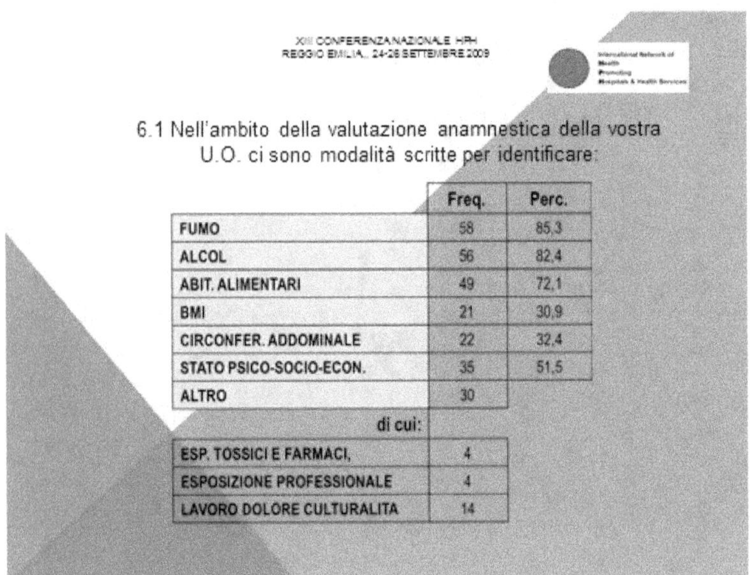

6.1 Nell'ambito della valutazione anamnestica della vostra U.O. ci sono modalità scritte per identificare:

	Freq.	Perc.
FUMO	58	85,3
ALCOL	56	82,4
ABIT. ALIMENTARI	49	72,1
BMI	21	30,9
CIRCONFER. ADDOMINALE	22	32,4
STATO PSICO-SOCIO-ECON.	35	51,5
ALTRO	30	
di cui:		
ESP. TOSSICI E FARMACI,	4	
ESPOSIZIONE PROFESSIONALE	4	
LAVORO DOLORE CULTURALITA	14	

Figura 23

Iniziative di educazione sanitaria a pazienti con fattori di rischio individuati	Freq.	Perc.
SI	39	57,4
NO	23	33,8
MISSING	6	8,8

PER QUALI DESTINATARI?	Freq.	Perc.
CARDIOPATICI	9	13,2
DIABETICI	14	20,6
FUMATORI	8	11,8
IN TAO	8	11,8
IPERTESI	10	14,7
OBESI	10	14,7
PAT. OSTEOARTICOLARI	5	7,4
SOTTOPOSTI A PROCEDURE PARTICOLARI	8	11,8
ALTRO	12	17,6

Come appare evidente, gli obblighi di legge sono stati garantiti (rischio biologico, movimentazione dei carichi etc.), mentre le valutazioni e le indicazioni sui comportamenti e gli atteggiamenti che possono comportare condizioni di rischio per i pazienti hanno avuto minore attenzione (utilizzo di sostanze alcoliche, prevenzione stradale, alimentazione, fumo di sigaretta, etc.).

Sono state, successivamente a questa indagine, avviate iniziative formative per rafforzare il ruolo di indirizzo delle strutture e dei servizi sanitari nei confronti dei pazienti e dei cittadini assistiti in modo da favorire una migliore conoscenza delle problematiche specifiche e facilitare comportamenti positivi per ridurre comportamenti inadeguati o francamente problematici. Sono stati predisposti *format* di documenti e di presentazioni per rendere possibile una adeguata diffusione delle informazioni.

Altri progetti, come la gestione dei servizi per pazienti con disabilità fisiche, motorie o sensoriali, (*Il progetto "Smart" nella provincia di Bergamo*) e la revisione delle modalità di preparazione per le prestazioni specialistiche e per gli interventi chirurgici (*Protocolli e percorsi condivisi per le prestazioni ambulatoriali e di ricovero. Semplificazione, accessibilità e qualità nel process*) saranno presentati in modo esteso sul prossimo contributo che verterà sulla proposta di riorganizzazione ospedaliera. Sono stati pubblicati, rispettivamente, su *Prospettive Sociali e Sanitarie*- Istituto per la Ricerca Sociale- (numero 1- Gennaio 2012) e *Sanità Pubblica e Privata* – Maggioli Editore- (numero 6- 2012).

I servizi sanitari territoriali

Cittadini e sanità

L'offerta di servizi, di prestazioni, di prodotti, di autorizzazioni, di documentazione, etc da parte delle Aziende Sanitarie è, qualitativamente e quantitativamente, molto ampia e la distribuzione dei servizi molto articolata e spesso particolarmente diffusa sul territorio.

Tale attività non è sempre in pieno reciproco coordinamento. Infatti, uffici diversi, con procedure specifiche, con anagrafiche diversificate, con richieste (e risposte) non sempre coerenti tra di loro, non sono infrequenti nella organizzazione del sistema di offerta dei servizi al pubblico.

Percorsi lunghi e tortuosi, documentazione di difficile comprensione e compilazione, incertezza nelle risposte e nei risultati, motivazioni diverse nella espressione dei diritti, anche nello stesso ambito, interpretazioni distintive, tempi di attesa non sempre soddisfacenti, indipendenza dei servizi e delle diverse strutture non sempre consentono di ottenere quanto necessario e di diritto ai singoli cittadini. Norme applicate con un elevato grado di variabilità intraaziendale, intraterritoriale (con i comuni afferenti al territorio della Azienda Sanitaria che offrono soluzioni differenti secondo canoni diversi), interaziendale e nel tempo, con modifiche anche sostanziali nel corso degli anni, rendono difficile la vita del cittadino utente o assistito, che, ricordiamolo, è il nostro azionista, e che, come obiettivo dei servizi sanitari, deve avere facilità all'accesso e soddisfazione dalle prestazioni che eroghiamo.

Elencare tutte le prestazioni e i servizi erogabili al cittadino sul territorio (escludendo le diverse forme e modalità di ricovero), sia sanitari che socio sanitari e sociali, è compito arduo e la risposta ai diversi bisogni rischia di naufragare di fronte alle specifiche conoscenze o offerte dei servizi con cui il cittadino viene a contatto.

Non intendiamo esporre un elenco casuale o interminabile dei servizi offerti e disponibili (dalla scelta del medico curante alla protesica, dalla invalidità civile, agli screening per la prevenzione delle malattie neoplastiche, dalla patente di guida secondo i diversi livelli e tipologie alla protezione giuridica, alla sicurezza sul lavoro, alle vaccinazioni, alle prestazioni specialistiche, alla assistenza domiciliare, la riabilitazione, secondo le diverse normative e i diritti soggettivi, le cure termali, le esenzioni, etc.) bensì individuare modalità utili per riordinare il modello di offerta/ risposta, ridurre in modo significativo le sedi di erogazione e semplificare le modalità di contatto, di offerta del servizio e di soddisfazione del bisogno.

La presentazione del cittadino agli sportelli con un *"ho saputo che…"* spesso casuale e per sentito dire, deve diventare,

Signore/ Signora, Lei può usufruire di….

Lei ha diritto a….

Come abbiamo descritto in *Proposte per la Sanità del futuro* è indispensabile concentrare le attività e le risposte alla persona in una struttura organica e inclusiva di tutti i servizi che non necessitano di ricovero o assistenza complessa, per le quali si possa anche delegare o ricondurre la responsabilità di gestione e non ci sia una funzione di garanzia o di terzietà rispetto alle prestazioni da offrire.

La sede fisica, organizzativa e funzionale individuata è quella della Società Sanitaria Integrata di Servizi (SSIS), così come descritta nel precedente contributo.

Presso questa sede vengono svolte prestazioni delegate dalle aziende sanitarie o dagli enti locali o con la integrazione con figure professionali specifiche (per esigenze normative od economiche) non afferenti direttamente alla società ma che collabora, per quanto necessario, con i servizi e gli operatori presenti per dare risposta ai bisogni dei cittadini assistiti.

In questo modello, il SSIS rappresenta il *punto unico di accesso* ai servizi per la popolazione assistita (10- 20000 abitanti), con l'obiettivo di ridurre il nomadismo a cui sono costretti i cittadini per risolvere i loro problemi o garantire le loro esigenze.

L'organizzazione del servizio viene orientata a dare una risposta complessiva agli specifici e diversi bisogni dei cittadini, dove gli operatori si adoperano per risolvere i problemi manifestati e identificare le relative soluzioni. Ad ogni richiesta viene individuato un responsabile, coordinatore, degli interventi e dei processi assistenziali o socio assistenziali, secondo le specifiche esigenze manifestate, che integra le risposte al cittadino, cercando di favorire un riferimento complessivo in caso di più richieste. Coordina, è punto di contatto, con il cittadino, lo segue e lo indirizza sino alla conclusione del percorso individuato.

La raccolta delle informazioni sullo specifico problema è essenziale per evitare la dispersione degli interventi o una risposta inadeguata. Le indicazioni vengono integrate da chi segue il paziente, la gestione del problema diventa collegiale. Le risposte devono risultare coerenti con un piano di intervento personalizzato che porti a migliorare la condizione della persona per garantirgli il miglior livello di benessere possibile.

Come abbiamo individuato in *Proposte per la sanità del futuro*, l'impianto per il coordinamento degli interventi utilizzerà un sistema di integrazione e di informazione che verte sulla cartella personale, che serve per raccogliere, catalogare e gestire tutte le informazioni pervenute così da consentire un inquadramento adeguato delle effettive esigenze del cittadino.

L'anagrafica sarà quindi unica e gli specialisti, i servizi domiciliari, le strutture ospedaliere, gli enti locali, i servizi della Asl, etc., nei limiti di legge, potranno consultare e compileranno le parti specifiche a loro dedicate. Sarà implementabile e consultabile in modo da favorire una raccolta organica ed una visione sintetica dei problemi e delle esigenze del cittadino, non solo di carattere sanitario.

Con questo procedimento, molte esigenze che oggi necessitano di accessi fisici scompaiono e le verifiche saranno validate direttamente dalla SSIS che sarà quindi responsabile della compilazione documentale, eliminando percorsi ed accessi inutili o non indispensabili. Il controllo sarà effettuato per linee di gestione generale con un coordinamento a livello centrale della Asl, in particolare nell'ambito distrettuale, con l'obiettivo di offrire una risposta globale, complessiva e compiuta al cittadino.

Oltre la semplificazione e la riduzione degli accessi e al sistema, l'obiettivo della riorganizzazione è la riduzione dei costi, con una diversa distribuzione dei fondi attualmente disponibili e, a regime, una riduzione della spesa media, per prestazioni sanitarie, per singolo cittadino.

L'utilizzo delle risorse sarà orientato alla spesa per prestazioni specifiche e coerenti con i bisogni (per appropriatezza e per specificità) eliminando spese e prestazioni inutili o non congruenti.

La tabella che segue (Tab. 3.3 MEF- Ministero della Economia e delle Finanze) individua i settori di spesa, che hanno un evidente significativo impatto sulla spesa pubblica.

Con la riorganizzazione dei servizi i settori che avrebbero una riduzione sulla spesa generale, in prima battuta, sono l'area specialistica e i ricoveri ospedalieri, oltre, ma in misura minore, al settore farmaceutico, sia intra che extraospedaliero, che come vedremo in seguito, potrà essere riordinato mediante una analisi dei consumi e della selezione dei prodotti a fronte dei bisogni espressi.

Le variazioni dei costi generali sono sintetizzate nelle tabelle che seguono, così come proposto nella riorganizzazione presentata in *Proposte per la Sanità del futuro*.

Riduzione dei costi

- Riduzione del numero di strutture sanitarie
- Minori spese di gestione generale
- Riduzione dell'organico, in particolare nell'area amministrativa, tecnica, di supporto
- Riduzione degli straordinari e delle reperibilità
- Eliminazione delle prestazioni inutili o non indispensabili
- Trasferimento o eliminazione di procedure burocratiche con riduzione degli sportelli al pubblico
- Riduzione delle complicanze
- Riduzione della gravità delle patologie
- Riduzione, con tempi più lunghi, delle patologie acute e croniche
- Riduzione degli errori diagnostici e terapeutici
- Riduzione delle patologie traumatiche e da incidentalità stradale
- Riduzione del consumo per farmaci e prodotti di autodiagnosi
- Etc.

Incremento di costi

- Elevata informatizzazione del sistema
- Aggiornamento tecnologico
- Elevata compliance dei cittadini alle procedure diagnostiche
- Sviluppo degli interventi nel settore della salute mentale
- Incremento della attività riabilitativa
- Incremento delle attività di prevenzione e di promozione della salute
- Incremento dei servizi di emergenza urgenza
- etc.
- Incremento della assistenza per la gestione domiciliare delle patologie acute e croniche

---

Nel processo di realizzazione del modello integrato prevenzione territorio- ospedale, una quota significativa dei costi per patologie croniche a genesi nota, delle complicanze e delle patologie a genesi traumatica si ridurrebbe significativamente, con un miglioramento generale dello stato di salute della comunità. Rendere responsabile il cittadino per le scelte di salute, in un sistema che non distingue né favorisce chi presta attenzione alla propria salute, è certamente un elemento che può ridurre patologie e complicanze. Sostituire, come indicato in *Proposte per la sanità del futuro*, una quota del fabbisogno finanziario per il SSN con uno strumento assicurativo indiretto sui prodotti che creano o determinano condizioni di rischio consente di rendere responsabile il cittadino nei confronti di scelte che non sono indifferenti per la propria salute. Questo meccanismo consentirebbe di eliminare il ticket per la specialistica e, nel processo di revisione dei costi e del finanziamento del servizio, potrebbe sostituire una quota del finanziamento Irpef e indurre soluzioni favorenti una migliore e più qualificata attenzione alle azioni e agli interventi di mitigazione del rischio. Questo modello potrebbe favorire una selezione di comportamenti e interventi coordinati per creare e favorire azioni che possano rendere l'Italia riferimento come Nazione della Salute (NdS).

Il progetto NdS vede coinvolti la Regione, le Province, gli Enti Locali, le diverse Istituzioni Pubbliche e Private, l'ASL, le AA.OO., le altre strutture sanitarie e socio sanitarie pubbliche e private, i Cittadini (con rappresentanze sociali, associazioni dei malati etc.), i lavoratori (del settore industriale, agricolo, commerciale, socio sanitario etc.), le organizzazioni territoriali, il volontariato, la Chiesa, etc..

Devono essere, tutti, partecipi per un risultato, non solo ideale, ma molto concreto in termini di attività, servizi, qualità, tempestività, efficacia, azioni di promozione della Salute, con il coinvolgimento, anche economico, dei diversi attori, con precisi impegni da parte di ognuno.

Questo progetto prevede un forte impatto sociale dove ognuno si impegna, per quanto di competenza, a garantire il massimo contributo per ridurre il danno e promuovere la salute, ridurre le spese e favorire scelte corrette.

In questo Patto va promosso uno specifico Progetto pluriennale sulla Promozione della Salute sottolineando il ruolo provinciale con una identificazione di "Provincia della Salute", dove l'ASL, nel territorio provinciale, stimola e induce attività di promozione al miglioramento della qualità della vita e di benessere dei propri cittadini e degli ospiti temporanei (turismo, studio, lavoro, etc.) con iniziative locali e generali.

L'ASL, insieme agli Enti Locali, induce lo sviluppo di modelli favorenti la soddisfazione di bisogni di Salute come, ad esempio, strutture e servizi per il tempo libero, ristorazione qualificata e non solo altamente selezionata, servizi comuni e aree ambientali, per migliorare la qualità e l'attenzione ai bisogni personali (centri e interventi per il bene-essere (sia fisico che psicologico, sociale ed ambientale)), promuovendo anche centri di eccellenza per la promozione della Salute, il miglioramento del clima socio-ambientale etc, coordinando tutte le iniziative attualmente in essere sul territorio e orientandole al miglioramento della qualità di vita delle persone, sviluppando iniziative in ambito comunitario, con particolare attenzione agli ambienti di lavoro, scolastici, sportivi, associativi etc.

L'organizzazione e la gestione del personale e dei servizi offerti ai cittadini assistiti al proprio domicilio e per prestazioni e servizi ambulatoriali è compito del SSIS, con obiettivi di qualità e risultato valutati con indicatori che possano garantire un rapporto costo efficacia e costo convenienza elevato, di soddisfazione per il cittadino assistito e coerente con gli obiettivi di salute promossi dal servizio sanitario. I maggiori costi determinati dal trasferimento delle prestazioni ai servizi territoriali è compensato ampiamente, nelle linee di indirizzo del nostro sistema, dalla riduzione degli sprechi.

Nei fatti, con qualche aggiustamento e valutazione di merito, con verifiche periodiche e analisi sui risultati ottenuti, il valore della spesa per singolo cittadino verrebbe definito a priori, con un riconoscimento premiante per il SSIS (e in forma omogenea, per la partecipazione relativa, ai settori specialisti, del ricovero, della riabilitazione, della lungodegenza etc. come forma incentivante) per la riduzione delle patologie presenti e assistite, per la riduzione dei singoli processi assistenziali e per una valutazione in senso positivo dello stato di salute del singolo e della comunità assistita in generale, valutata con indicatori di benessere e di soddisfazione dei cittadini.

Figura 24

Tab. 3.3: componente *acute* della spesa sanitaria pubblica – Stima anno 2012

Livello di spesa		Definizione	Spesa (% PIL)
Assistenza sanitaria collettiva in ambiente di vita e lavoro		Comprende le attività e le prestazioni volte alla promozione della salute della popolazione nel suo complesso ed, in particolare: profilassi delle malattie infettive, tutela della collettività e dei singoli dai rischi connessi con gli ambienti di vita, attività di prevenzione rivolta alla persona, servizio medico-legale, tutela della collettività e dei singoli dai rischi infortunistici e sanitari connessi con gli ambienti di lavoro, sanità pubblica veterinaria, tutela igienica sanitaria degli alimenti, sorveglianza e prevenzione nutrizionale.	0,34%
Assistenza sanitaria di base	Assistenza medica generale	E' svolta dai medici convenzionati con le ASL per assicurare la cura nei confronti dei propri iscritti mediante visite gratuite, in ambulatorio o presso il domicilio dei pazienti.	0,34%
	Assistenza pediatrica	E' svolta dai pediatri convenzionati con le ASL per assicurare la cura nei confronti dei propri iscritti, che sono individui in età pediatrica.	0,08%
	Continuità assistenziale	Si realizza assicurando per le urgenze notturne, festive e prefestive, interventi domiciliari e territoriali.	0,06%
Attività di emergenza sanitaria territoriale		Si configura nella ricezione delle richieste di intervento per emergenza sanitaria e coordinamento degli interventi nell'ambito territoriale di riferimento (centrale operativa 118). Comprende anche i servizi di assistenza e soccorso di base e avanzato, esterni al presidio ospedaliero (anche in occasione di maxi-emergenze) ed il trasferimento degli assistiti a bordo delle autoambulanze attrezzate.	0,12%
Assistenza farmaceutica		È il servizio che assicura la fornitura di farmaci, prodotti dietetici, preparati galenici, presidi medico-chirurgici ed altri prodotti sanitari erogati dalle farmacie ed in forma diretta dalle ASL/AO.	0,77%
Assistenza specialistica		Viene erogata attraverso gli ambulatori e poliambulatori specialistici ed è, in parte, erogata direttamente dalle ASL (convenzionata interna) o da altri enti pubblici e, in parte, da strutture private accreditate dal SSN (ambulatoriale esterna). L'attività si distingue in: attività clinica, attività di laboratorio ed attività di diagnostica strumentale e per immagini.	1,02%
Assistenza ospedaliera	Ricoveri per acuti	Sono tutti i casi dimessi da reparti diversi da quelli classificati come riabilitativi o di lungodegenza.	2,66%
	Day Hospital	Regime di ricovero, per acuti o riabilitativo, che si caratterizza per la presenza di tutte le seguenti condizioni: si tratta di ricovero, o ciclo di ricoveri, programmato/i; limitato ad una sola parte della giornata e non ricopre, quindi, l'intero arco delle 24 ore dal momento del ricovero; fornisce prestazioni multiprofessionali e/o plurispecialistiche, che necessitano di un tempo di esecuzione che si discosta in modo netto da quello necessario per una normale prestazione ambulatoriale.	0,45%
	Riabilitazione	Sono identificati tali sia i ricoveri di pazienti dimessi da reparti appartenenti alle discipline unità spinale (codice 28 nei modelli di rilevazione del Sistema Informativo Sanitario), recupero e riabilitazione funzionale (codice 56 nei modelli di rilevazione del Sistema Informativo Sanitario), neuroriabilitazione (codice 75 nei modelli di rilevazione del Sistema Informativo Sanitario), sia i ricoveri effettuati in istituti di sola riabilitazione (esclusa la lungodegenza, codice disciplina 60).	0,14%
Assistenza integrativa		Consiste nella fornitura, tramite farmacie convenzionate o centri direttamente gestiti dalle ASL, di prodotti dietetici per categorie particolari di assistiti, colpiti da una delle seguenti patologie: insufficienza renale cronica, morbo celiaco, fibrosi cistica del pancreas, errori metabolici complessi. Fornisce, inoltre, presidi sanitari a soggetti affetti da diabete mellito.	0,07%
Assistenza protesica		E' rivolta alla fornitura di protesi, presidi ed ausili diretti al recupero funzionale e sociale dei soggetti affetti da minorazioni fisiche, psichiche o sensoriali.	0,08%
Ass. ai tossicodipendenti ed alcolisti		Può essere erogata secondo diverse modalità, in forma di assistenza domiciliare, semi-residenziale o residenziale. Fornisce trattamenti di prevenzione, psicoterapeutici disintossicanti, ambulatoriali individuali o familiari (interventi di carattere psicologico, socio-riabilitativo e medico-farmacologico), riabilitazione e reinserimento psico-sociale.	0,01%
Assistenza psichiatrica		Può essere erogata secondo diverse modalità, in forma di assistenza domiciliare (chiedendo assistenza presso i centri di salute mentale), in forma semi-residenziale o residenziale. La spesa sostenuta per questo livello di assistenza corrisponde ai costi sostenuti per tutte le prestazioni rivolte ai malati psichiatrici.	0,02%
Ass. ambulatoriale e domiciliare		E' l'assistenza sanitaria e sociosanitaria erogata nell'ambito di programmi riabilitativi a favore di disabili fisici, psichici e sensoriali e può comprendere anche il soggiorno per cure dei portatori di handicap in centri all'estero di elevata specializzazione.	0,01%
Ass. semi-residenziale		Comprende ogni tipo di assistenza in termini di cicli di cura e di programmi riabilitativi presso centri o istituti che abbia finalità curative per l'assistito.	0,01%
Assistenza Idrotermale		E' erogata presso appositi presidi di servizio, oltre che presso centri termali di enti pubblici e privati riconosciuti e convenzionati. Possono usufruire di un ciclo di cure termali l'anno, a totale carico del SSN, tutte le persone esenti per età, reddito, invalidità e patologia.	0,01%
Consultori familiari		E' caratterizzata principalmente dall'attività dei consultori familiari, che si esplica nella prevenzione e assistenza per la salute della donna nelle varie fasi della vita.	0,05%
Spesa sanitaria pubblica per *Acute Care*			**6,22%**
Spesa sanitaria pubblica per *Long Term Care*			**0,86%**
Spesa sanitaria pubblica complessiva			**7,08%**

Le tabelle che seguono (fonte MEF), dovrebbero subire una significativa modifica determinata dalla diversa distribuzione dei consumi, sia specialistici che per farmaci.

Per i farmaci, si ritiene che sia molto opportuno costituire, in ogni azienda, un servizio di farmacologia clinica (ed epidemiologia), di cui tratteremo successivamente, per riordinare e valutare consumi e selezione dei prodotti, rendere razionali le scelte e favorire le politiche del farmaco che sono premianti, come l'uso razionale degli antibiotici o valutare i risultati clinici ed economici dei prodotti utilizzati.

I farmaci hanno un ruolo fondamentale nella cura delle malattie ma non sempre hanno una gestione adeguata e razionale. Considerati i costi e l'impatto sul Pil (0,77%), si ritiene che sia stata sottovalutata la gestione clinica degli stessi, sia nei modelli di consumo territoriale che in quello ospedaliero, nonostante la grande attività specifica di razionalizzazione che viene messa in atto nelle aziende sanitarie.

La riduzione della spesa, comunque, non può nè deve determinare una riduzione della attenzione e della cura dei pazienti. Una attenzione particolare deve essere orientata sui fallimenti terapeutici nei confronti di pazienti che non ottengono beneficio dalle terapie, creando flussi particolari che favoriscano una cura e una assistenza approfondita per queste persone. Errori di diagnosi o di terapia devono essere valutati con attenzione e tempestività, così come l'inefficacia terapeutica dei farmaci e degli interventi riabilitativi deve essere rilevata precocemente.

La personalizzazione delle attenzioni e delle cure, il focus su coloro che hanno maggiori esigenze di assistenza, come strumento di risposta ai bisogni espressi dal cittadino malato, sono un forte elemento di riduzione della tensione individuale, del turismo sanitario e della risposta, non sempre adeguata, offerta ai pazienti con condizioni più complesse e meno evidenti di quanto non possa apparire inizialmente.

La *second opinion* non deve essere solo lo strumento di azione del paziente ma deve favorire il chiarimento diagnostico e terapeutico più efficace per la persona ammalata e quindi favorito direttamente da chi segue il paziente.

Un modello che tenda al risultato efficace e alla eliminazione degli sprechi appare adatto ad affrontare con successo una rilettura dei costi e una riduzione dell'insoddisfazione del sistema in generale.

Il trasferimento della spesa, per quanto possibile, dai costi strutturali, fissi, come per gli ospedali, a costi meno rigidi e comunque più moderati, come quelli sviluppati sul territorio, una responsabilizzazione della spesa sanitaria e dei costi indotti, può creare una reale attenzione e responsabilità alla propria salute.

Con queste premesse è certamente più verosimile che la spesa possa mantenersi, tendenzialmente, su un limite equilibrato, non crescendo nel tempo a causa dell'incremento demografico di una popolazione anziana, certamente non sana, e con un elevato tasso percentuale di cronicità prolungata, seppure meno grave o critica rispetto alla situazione attuale.

Il mix finanziario -assicurazione indiretta (seppure moderata come valore) con contributi sociali- per il finanziamento della assistenza sanitaria, crea qualche opportunità di migliore e più regolato equilibrio per il bilancio del SSN nel lungo periodo.

Le tabelle sui consumi del MEF, in particolare per le età più avanzate, non tengono conto di altri fattori di spesa, come vedremo in seguito, che sostituiscono in modo organico i costi (ricoveri, prestazioni mediche e consumo di farmaci) di quella fascia di età.

Figura 25

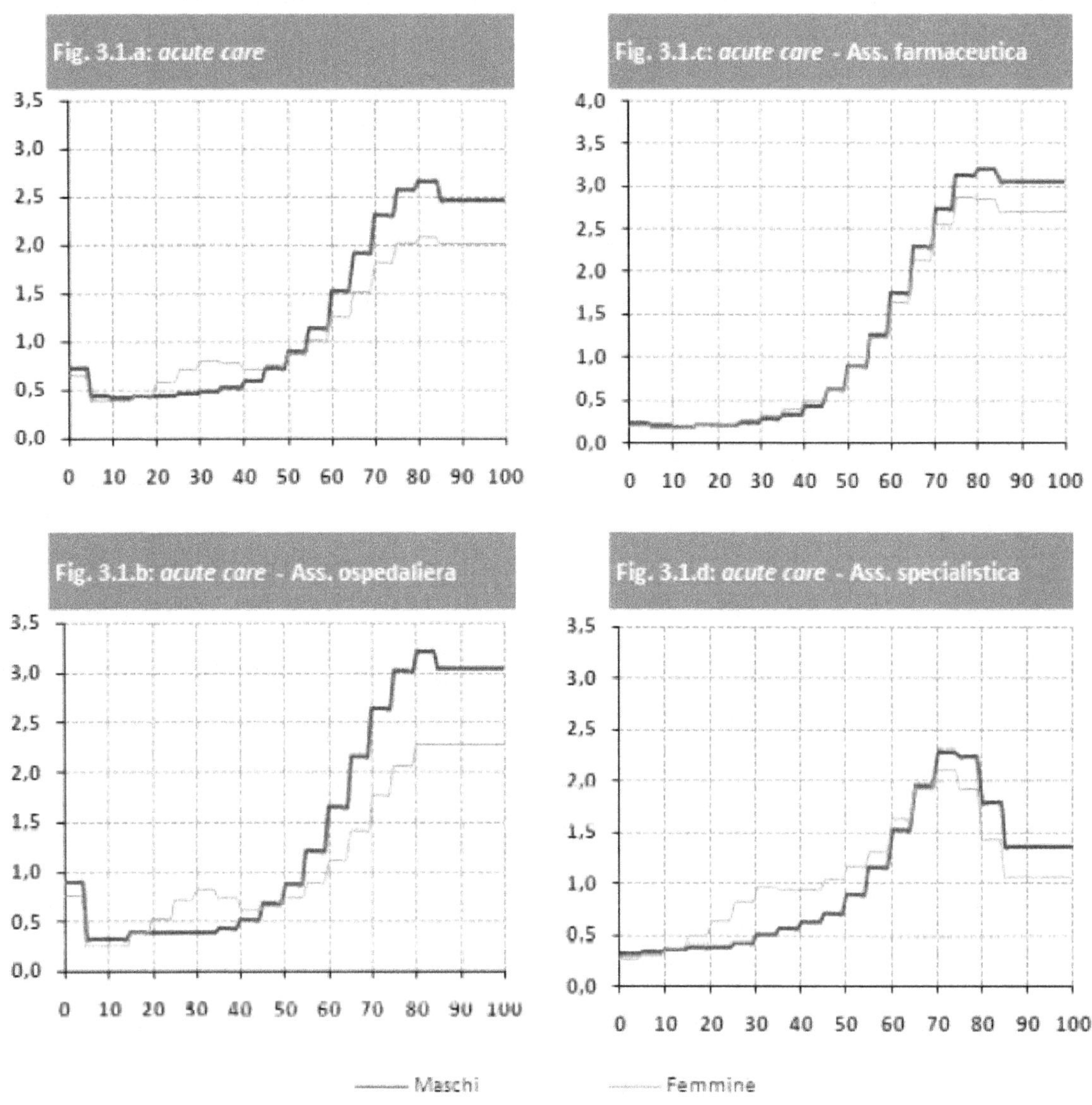

Figura 26

Fig. 3.2: spesa sanitaria pubblica e CPS – Scenario nazionale base

Metodologia del pure ageing scenario

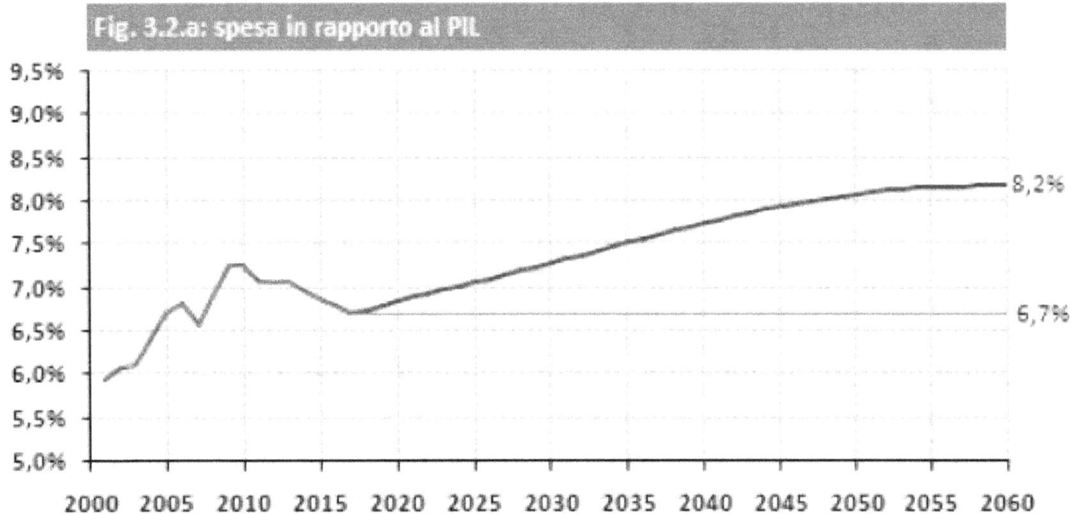

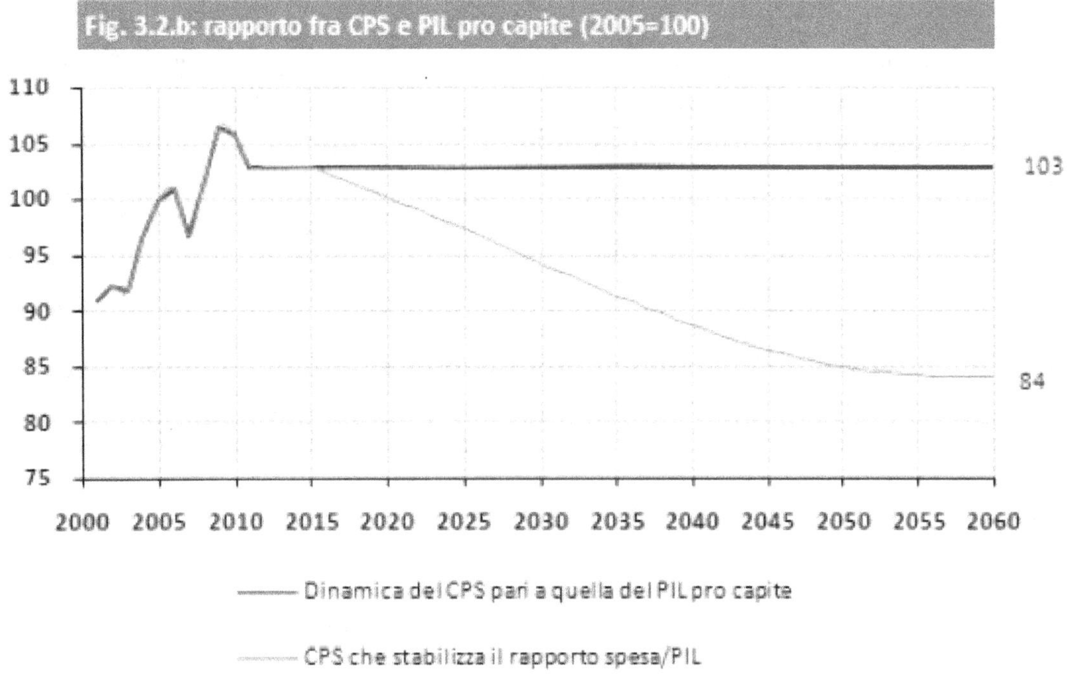

La Banca Dati Assistiti della Regione Lombardia

Una ulteriore fonte, qualitativamente molto qualificata, da cui si attingono le informazioni su spesa e patologie è, in Regione Lombardia, la banca dati amministrativa, nota come Banca Dati Assistito (BDA).

I tre dataset principali che contengono i dati relativi ai singoli cittadini ed entrano nel Datawarehouse regionale sono riferiti ai seguenti settori:

- Ambulatoriale - visite specialistiche, analisi di laboratorio e trattamenti medici effettuati in strutture sanitarie lombarde

- Farmaceutica - prescrizioni di medicinali presso farmacie lombarde

- Ricoveri - diagnosi e procedure chirurgiche effettuate in ospedali lombardi

che vengono poi integrati, con alcuni mesi di differimento, con le relative prestazioni effettuate in ambito extra regionale.

Questi tre database, di notevoli dimensioni, contenenti informazioni di tipo medico, sono costruiti a partire da altri database di supporto che ne favoriscono l'interpretazione (identificazione degli assistibili, Medici, Strutture e Farmacie, Farmaci, Codici Diagnosi e Procedure Chirurgiche).

La struttura adottata da Regione Lombardia è lo "schema a stella", poiché prevede una centralizzazione dei database principali (in questo caso ambulatoriale, farmaceutica, ricoveri) e una disposizione periferica per gli altri database. Il centro della stella è privo di ripetizioni nei vari record. E' indispensabile, successivamente, applicare tecniche adeguate per database di grandi dimensioni, come questi, per poter uniformare le informazioni provenienti da ogni dataset.

A questo scopo sono stati sviluppati dei software specifici per trasformare un insieme di dati eterogeneo in un altro che sia semanticamente consistente e accurato, che contenga tutte le informazioni sanitarie, per arrivare a conoscere la situazione sanitaria della regione e facilitare così la gestione degli interventi pubblici.

Le principali funzioni svolte da tali middleware sono:

- riconoscimento degli errori presenti nei dati (doppioni, inconsistenze o incompletezze) integrazione dei dati e dei diversi database applicando le convenzioni scelte
- applicazione della tecnica di record linkage probabilistico al fine di pulire i dati
- caricamento e scaricamento dei dati del Data Warehouse
- presentazione in output di specifiche elaborazioni di dati a fini statistici

Oltre le prestazioni che sono state individuate come base del sistema e della valorizzazione delle prestazioni eseguite, individuando la persona come unico soggetto a cui attribuire la spesa sostenuta per l'assistenza, sono state individuate anche altre fonti di spesa tra cui, particolarmente significativa, è l'assistenza presso le strutture socio sanitarie come rsa e strutture di riabilitazione.

I valori, come costo medio finale, variano sensibilmente per gli assistiti in età avanzata se vengono (o meno) introdotte queste fonti di costo (vedi tabelle che seguono).

I dati e i riferimenti si riferiscono alla Provincia di Lodi e i costi sono espressi in Euro.

Le spese per assistito sono state integrate da tutte le fonti di dati disponibili, modificando in modo sostanziale i costi di alcune categorie patologiche e i relativi costi per fasce d'età rispetto ai dati del MEF. Sono stati inseriti i costi a carico del SSR per i servizi di salute mentale, tossicodipendenze, consultori, ma, e più significativi, per la protesica e per i ricoveri in strutture socio sanitarie o a lunga permanenza. Le categorie di base (ricoveri-specialistica- farmaci- rappresentano l'80% della spesa attribuibile). Inoltre non sono considerati i costi integrativi per le strutture ospedaliere (costi non tariffati e integrazioni per la copertura dei deficit delle aziende ospedaliere), che vengono erogati a parte, ma solo il valore delle prestazioni tariffate.

Patologia	Nr. Assistiti	Farma + File F	Totale Ricoveri	Ambulatoriali	Psiche	Consultorio	R.S.A.	Protesi	ADI-WEB + Hospice	Socio San. Riab. extraosp. (Idr+Ria)	Socio San. Ass. Disabili (Cdi+ Css+ Rsd+ Cse Cdd)	Comun. Tox	Spesa Totale	Spesa Assistito
Deceduti	2.293	1.725.585	14.443.788	2.030.821	286.711		2.457.065	182.680	737.284	1.339.749	155.022	3.590	23.362.295	10.189
Trapiantato	166	975.804	2.424.000	895.530	58	1.629		18.683	5.305	16.289	0		4.337.297	26.128
Insufficienti renali cronici (comprensivo di tutti quelli che necessitano di dialisi)	1.021	2.085.648	3.385.736	4.997.098	14.417	271	223.288	198.737	60.148	82.021	63.478		11.110.841	10.882
HIV positivo ed AIDS conclamato	800	5.296.474	868.339	1.029.671	205.137	1.278		23.986	2.522	5.667	207	246.397	7.679.678	9.600
Neoplastici	9.392	11.063.106	18.214.393	10.238.511	434.240	11.327	595.954	590.065	180.119	275.786	104.464	14.430	41.722.395	4.442
Diabetici	9.635	7.765.800	9.457.577	3.963.551	742.798	8.405	2.129.600	1.852.324	198.879	446.682	168.465	96.608	26.830.688	2.785
Cardiovasculopatici	40.104	18.821.447	33.702.728	12.950.589	3.341.484	39.063	4.879.327	701.289	608.252	1.754.562	637.631	207.268	77.643.641	1.936
Broncopneumopatici	3.189	1.478.153	1.097.111	870.035	122.828	9.610	206.691	29.058	16.501	14.026	28.061	27.983	3.900.058	1.223
Gastroenteropatici	3.748	1.364.573	1.481.284	1.270.587	377.635	8.874	44.017	62.608	33.516	64.426	76.142	86.835	4.870.497	1.299
Neuropatici	2.404	2.026.270	2.089.824	1.007.107	2.134.968	7.512	350.226	91.170	35.985	100.781	719.266	273.356	8.836.464	3.676
Malattie Autoimmuni	1.560	260.589	476.462	513.333	11.039	5.630	13.474	22.681	2.044	808	1.963		1.308.021	838
Malattie endocrine e metaboliche	3.182	743.080	1.025.005	916.664	149.237	11.120	181.089	31.719	1.506	11.096	104.478		3.174.995	998
Altro (parto)	1.737	82.336	4.170.478	1.029.102	3.790	52.993		23.409	0	0	0		5.362.109	3.087
Altro (purchè consumatore)	120.415	6.858.219	20.441.667	19.605.014	4.237.613	301.794	11.239.939	781.188	69.458	340.125	4.011.799	1.064.525	68.951.340	573
Altro (purchè non consumatore)	43.132	0	0						0	0	0		0	0
	242.778	60.547.082	113.278.392	61.317.613	12.061.954	459.506	22.320.670	4.609.598	1.951.518	4.452.016	6.070.976	2.020.992	289.090.318	1.191
		20,94%	39,18%	21,21%	4,17%	0,16%	7,72%	1,59%	0,68%	1,54%	2,10%	0,70%	100,00%	

Senza rsa

Grafico n 9 ASL della provincia di Lodi- Distribuzione dei costi medi per genere

Spesa sanitaria media per età e distinta per genere

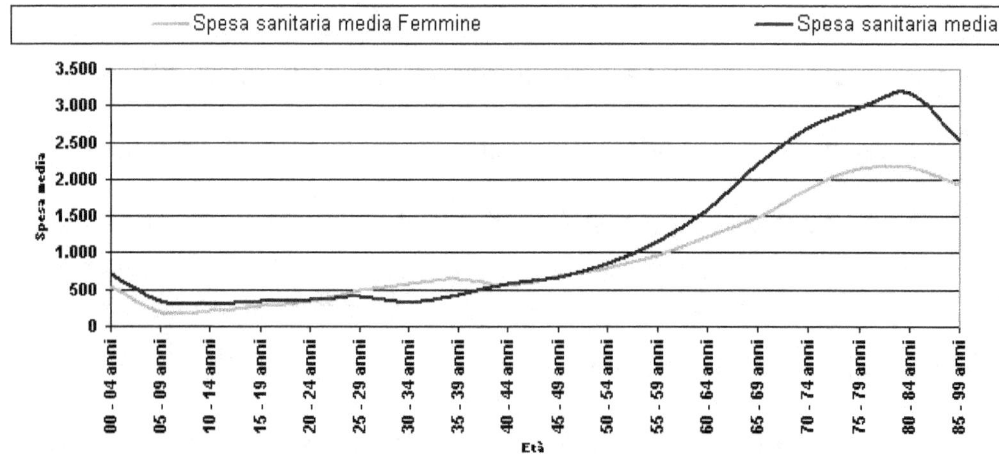

Integrato con i costi delle rsa

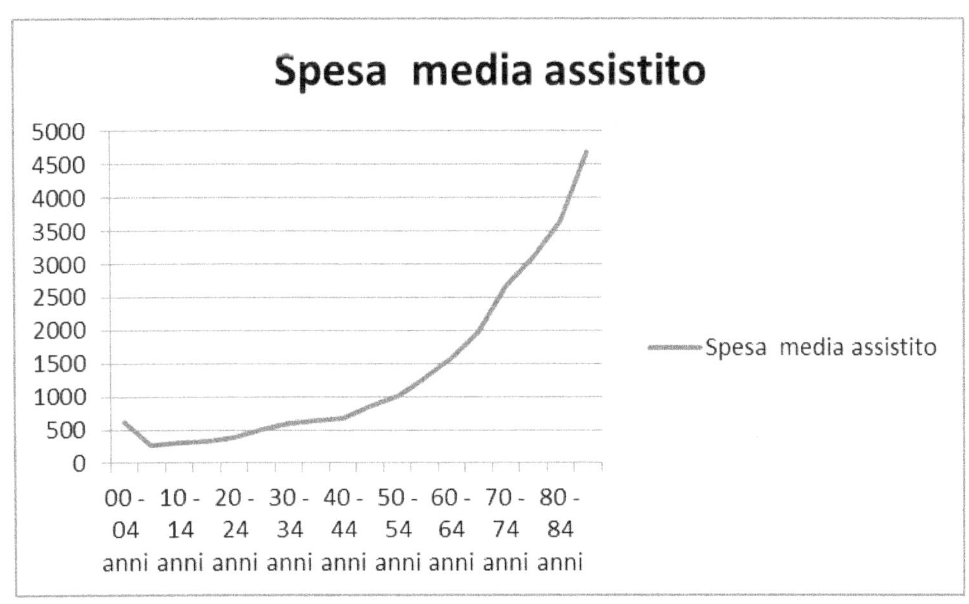

Con e senza il conteggio del costo per i ricoveri in RSA

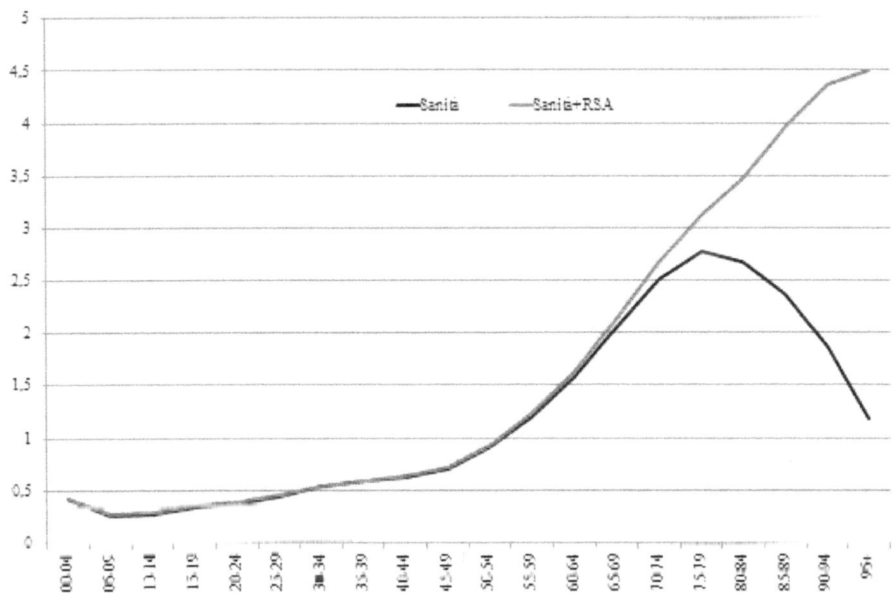

Numero assistiti cronici secondo diagnosi principale

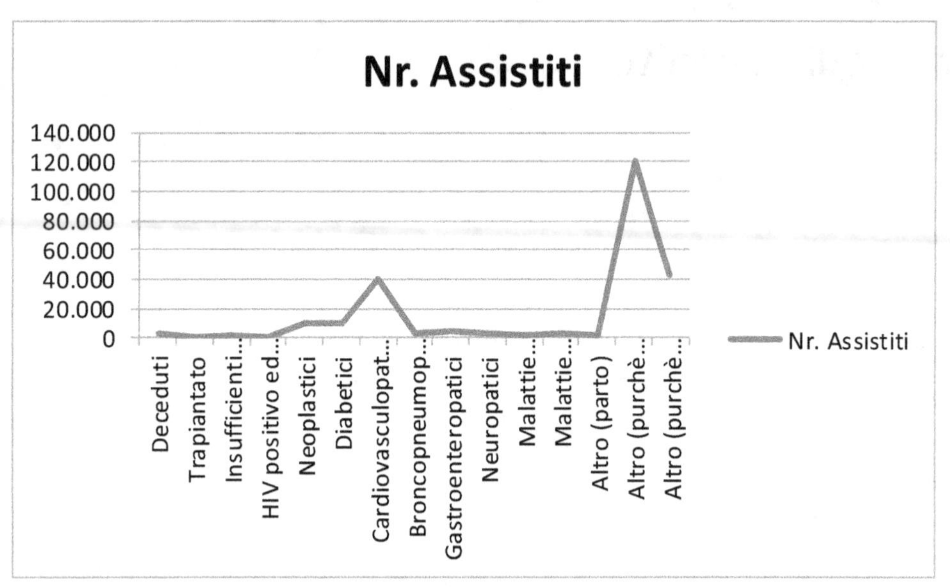

Spesa totale secondo diagnosi principale

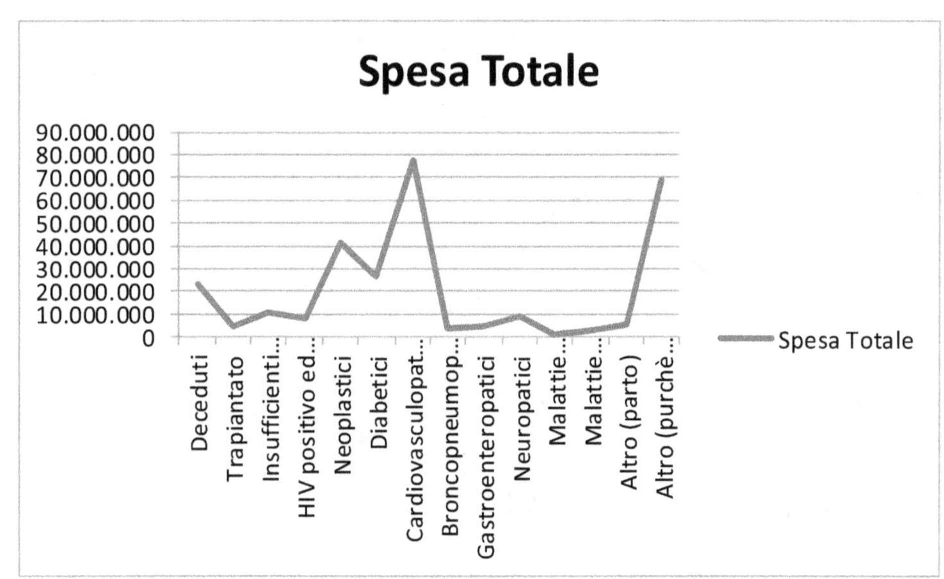

Costo medio assistito secondo diagnosi principale

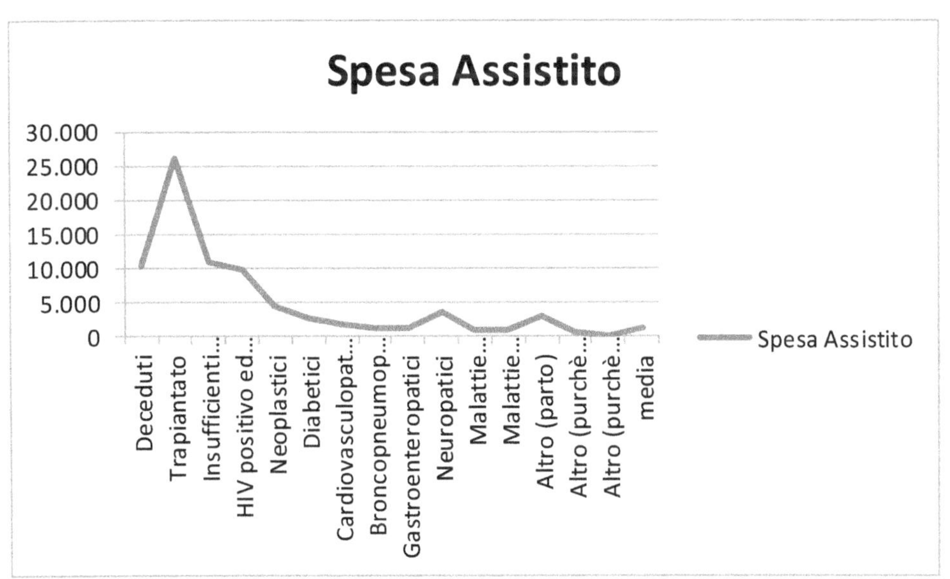

Le tre ultime figure indicano rispettivamente, il numero di persone affette dalle patologie diagnosticate (come patologia principale), i costi globali per l'assistenza di quel gruppo di pazienti e il costo medio unitario per riferimento patologico principale.

Come si evidenzia, l'ultimo anno di vita ha un costo medio elevato (circa 10.000 €) determinato da farmaci e terapie che sono certamente frequenti, o per interventi acuti, traumi o patologie a manifestazione improvvisa. Il costo medio per paziente trapiantato (qualsiasi trapianto) è il più elevato in assoluto, con una spesa, per il SSN, di oltre € 25.000 medi annui. Il costo annuale per i pazienti nefropatici cronici è invece superiore ai 10.000 €, reso particolarmente significativo per le dialisi a cui vengono sottoposti regolarmente. Lo stesso costo medio è indicato per i pazienti affetti da Aids, che hanno terapie croniche particolarmente onerose. La numerosità dei pazienti trapiantati, insufficienti renali e affetti da Aids è molto modesta, per cui il costo globale annuo è relativamente moderato, seppure molto significativo in termini specifici.

I pazienti affetti da patologie neoplastiche, che sono circa il 3% dei pazienti cronici assistiti, hanno un costo medio di poco meno di 5.000 € annui e assorbono circa il 15% della spesa globale con una incidenza elevata e costi che tendono a crescere in modo significativo nel corso degli anni.

Ridimensionare di alcuni punti percentuali il numero dei malati o ritardare di un anno (in buona salute) l'avvio di assistenza nei confronti di queste categorie di pazienti può consentire significativi risparmi generali per il SSN.

Malattia e salute

Se vogliamo evidenziare e condividere le linee che ci suggerisce il modello di Hutchinson (fig 27) possiamo identificare come la diagnosi effettuata precocemente possa ritardare o addirittura modificare in modo rilevante gli esiti della patologia sofferta dalla persona.

La gestione ordinata e ben orientata delle attività sociali, comportamentali e ambientali, potrà consentire di ridurre la somma globale di patologie sofferte e la relativa perdita di autonomia per i singoli cittadini, oltre ai relativi costi per la comunità nel suo insieme.

La riduzione della frequenza, gravità e complicanze delle diverse patologie consentirà di ridimensionare, stabilmente, i costi sanitari e migliorare lo stato di salute generale. Alcune indicazioni sulle azioni preventive da mettere in atto sono presentate successivamente.

Il modello di risposta coordinato sulla salute della persona consentirà di rivedere i processi e i percorsi di cura e di rafforzamento delle condizioni di salute con specifiche azioni al fine di ridurre i costi per singolo processo assistenziale. Tale scelta sarà associata alla diminuzione della numerosità dei soggetti che possono essere affetti da patologie acute e croniche e ridurrà significativamente il ricorso alla assistenza e i costi generali della sanità, orientando gli stessi verso iniziative ed attività di prevenzione del danno e di promozione della sicurezza e della salute per i cittadini assistiti.

Con il modello di Hutchinson possiamo considerare che il modello di cura della persona possa portare ad una diversa attenzione nei confronti della propria e altrui salute. Possiamo dare un maggior valore e considerazione ai nostri specifici fattori di rischio e, con un atteggiamento proattivo, possiamo ottenere una mitigazione del rischio prodotto attivamente o subìto passivamente.

Figura 27

Modello dello sviluppo per una malattia ipotetica (Hutchinson)

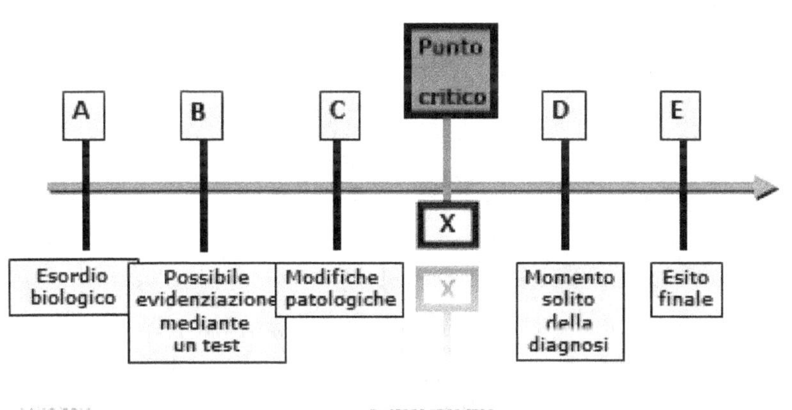

Certamente i fattori di rischio in sé non sono una condizione di malattia ma eliminare o ridimensionare alcune condizioni di rischio è molto più semplice se si conoscono i fattori protettivi e i fattori determinanti delle cause delle diverse patologie.

Nel modello per la prevenzione, abbiamo un meccanismo inverso e di garanzia per la persona e per l'ambiente. Il rafforzamento fisico e psicosociale consente di affrontare adeguatamente i fattori nocivi o le condizioni di rischio che altrimenti potrebbero causare danni irreparabili. Allenarsi per scalare montagne o fare una maratona rafforza l'organismo e riduce il rischio di danni cardiovascolari, seppure incrementa il rischio di danni articolari e muscoloscheletrici.

Il modello della *prevenzione primaria* è presentato nella figura che segue

Modello della prevenzione primaria

Figura 28

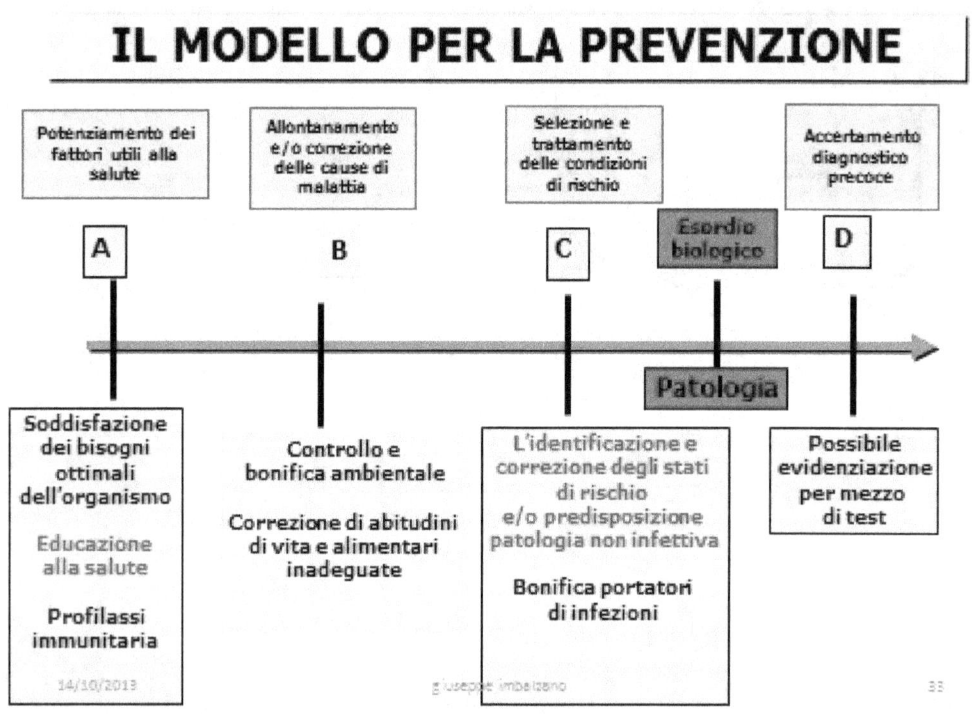

Il primo livello della prevenzione (primaria) comprende i fattori positivi per la salute, un rafforzamento dell'organismo (soddisfazione dei bisogni ottimali dell'organismo) a cui integrare uno sviluppo psicologico e sociale corretto (che tratteremo nel prosieguo del nostro contributo), rafforzato con specifiche e adeguate conoscenze sulla salute e sui comportamenti utili ad evitare malattie, come la educazione alla salute, mentre il terzo filone degli interventi di rafforzamento interessa le vaccinazioni che sono fondamento del nostro modello di sicurezza sociale contro le infezioni e le epidemie. Gli interventi, tutti, devono avere una dimostrazione, una evidenza, scientifica, sia in termini logici e di valutazione di merito che nel rapporto tra costo e convenienza degli interventi stessi. Dobbiamo considerare che non tutte le vaccinazioni rispondono a tale modello, così come gli interventi di educazione alla salute devono essere somministrati con tempi e modi adeguati e seguire una metodologia rigorosa, compresa la valutazione del risultato. Vanno valutate le risorse disponibili e i risultati che possiamo ottenere agendo con interventi diversi, garantendo, di norma, un superiore vantaggio comunitario, avendo sempre riguardo alle esigenze del singolo.

Nel secondo livello, alcune azioni sono certamente individuali o orientate a garantire la soddisfazione della mitigazione del rischio dell'individuo (correzione di abitudini di vita e comportamenti alimentari inadeguati) mentre altre sono tipicamente gestite dai servizi comunitari con la partecipazione attiva dei singoli (controllo e bonifica ambientale) in cui una riduzione della polluzione ambientale (in tutte le forme e ambienti di vita e di lavoro) consente di ridurre alcuni interventi sanitari se non di evitarli completamente.

L'identificazione dei fattori di rischio individuali, associata ad una analisi adeguata dei rischi negli ambienti di vita, domestici e lavorativi e dei comportamenti che possono determinare danno, o che sono fattori dannosi con cui veniamo a contatto, volontariamente o meno, ha valore nella disamina delle esigenze e delle modalità utili per favorire una riduzione delle condizioni lesive e delle patologie che possono indurre nella persona. La scelta di ridurre i propri fattori di rischio non può che essere volontaria e assolutamente non obbligata. La libertà di scelta è uno dei fattori essenziali per una buona salute personale, individuale e sociale.

La bonifica dei portatori di infezioni è uno strumento indispensabile per ridurre la diffusione degli agenti infettivi, che non sempre determinano condizioni di malattia nei singoli soggetti (che sono individuati come "portatori sani").

Lo screening appartiene alla prevenzione secondaria, è uno strumento essenziale per migliorare le azioni assistenziali e cliniche in caso di identificazione della patologia in fase precoce e non può essere limitato alla sola ricerca di informazioni per la diagnosi di alcune patologie neoplastiche.

Ne va rideterminato il ruolo perché diventi strumento di monitoraggio continuo dello stato di salute della persona per l'individuazione di fattori da sorvegliare o su cui intervenire tempestivamente o in fase pre clinica, sia per le patologie neoplastiche che per le patologie cronico degenerative. La diagnosi precoce può modificare in modo sostanziale lo sviluppo della patologia individuata e le conseguenze della stessa. Naturalmente va considerato il rapporto costo benefici dell'intervento e non può essere una scelta priva della necessaria validazione scientifica ed agita in modo aprioristico.

Un particolare esempio di combinazione tra i due elementi (*Ford ES et al., Healthy living is the best revenge: findings from the European Prospective. Investigation Into Cancer and Nutrition-Potsdam study Arch Intern Med. 2009 Aug 10;169 (15): 1355-62*), di cui abbiamo appena accennato sono stati studiati dalla ricerca che segue, effettuata in Germania, durata circa 8 anni, su una popolazione in cui sono stati valutati alcuni parametri indicati come "protettivi", rispettivamente non aver mai fumato, non essere obesi (BMI < 30), una attività fisica moderata per almeno 30' al giorno e una alimentazione equilibrata con presenza significativa di frutta e verdura. Il campione era, naturalmente significativo e congruente con la popolazione generale tedesca.

Il risultato finale ed il confronto è stato valutato sulla base del numero dei fattori protettivi che ogni cittadino persegue (Fig 29.).

In questa ricerca, tra l'altro, si evidenzia una riduzione del 90% del rischio di diventare diabetico nel confronto tra chi non ha fattori protettivi studiati e chi, invece, segue tutti i comportamenti protettivi valutati.

Tra i diversi fattori di rischio, è preminente non essere obesi, che consente, da solo, di ridurre il rischio dell'80% diventare diabetico (Fig. successiva).

Per l'infarto del miocardio il rischio si riduce dell'80% e il fumo di sigaretta rappresenta il fattore di rischio principale.

Per lo stroke, la somma dei fattori di rischio riduce tale evento del 60% e non essere obesi è uno dei fattori di protezione più significativi con l'evitare il fumo e una alimentazione equilibrata.

Per le neoplasie, con una riduzione possibile del 40% circa, evitare il fumo di sigaretta, svolgere attività fisica, non essere obeso e una alimentazione equilibrata sono, tutti, fattori utili a ridurre la frequenza della patologia.

Figura 29

(Ford ES et al., Healthy living is the best revenge: findings from the European Prospective Investigation Into Cancer and Nutrition-Potsdam study Arch Intern Med. 2009 Aug 10;169 (15): 1355-62)

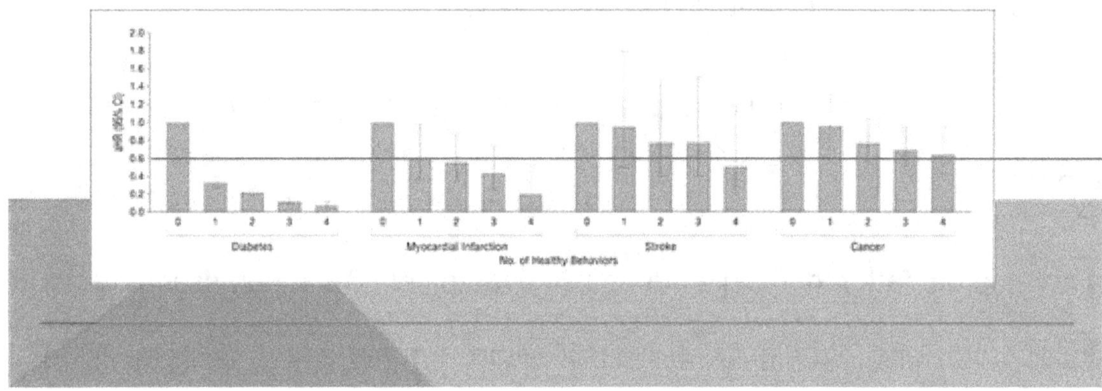

Figura 30

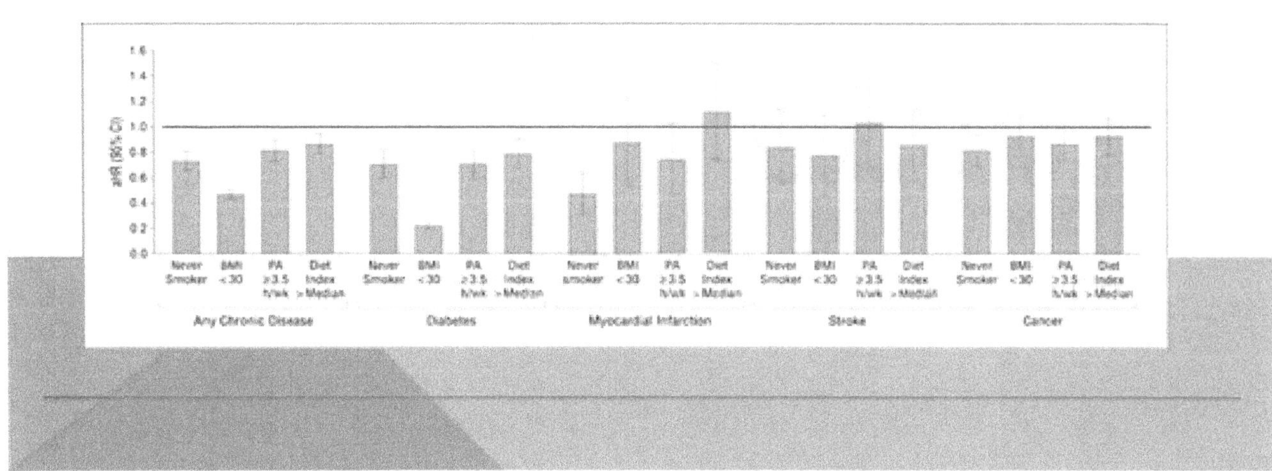

Le azioni specifiche di prevenzione, di protezione o di promozione della salute, nella interazione tra di loro, possono effettivamente consentire una riduzione significativa delle patologie creando le premesse per un ridimensionamento importante dei costi assistenziali e delle relative complicanze, con la conseguente riduzione della assistenza a pazienti affetti da condizioni di cronicità.

Una ulteriore analisi effettuata negli Usa (*Leutzinger et al. AJHP 2000*) sulla proiezioni dei costi sanitari con o senza interventi di mitigazione dei rischi produce il quadro che è presentato nella figura successiva a conferma di quanto abbiamo indicato in precedenza.

Questo secondo lavoro si riferisce ad interventi di WHP (Workplace Health Promotion-Promozione della salute nei luoghi di lavoro) che tratteremo nel successivo contributo sulla organizzazione ospedaliera.

Figura 31

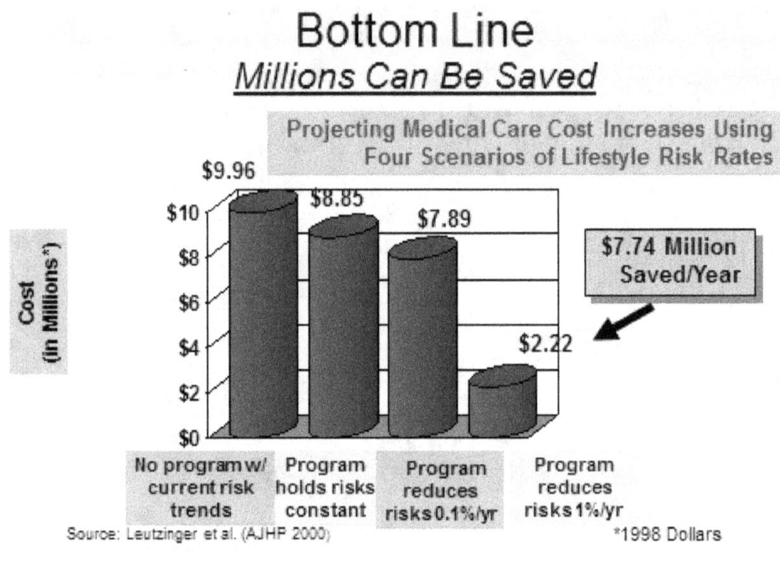

Figura 32

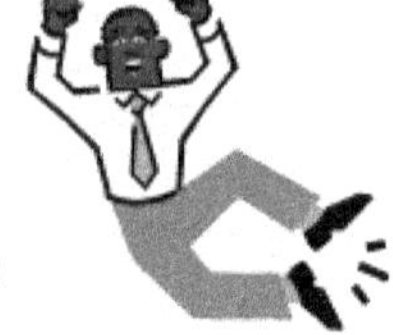

Territorio e servizi per la salute

In questo capitolo non vogliamo trattare la storia, i modelli dei servizi di medicina generale e della assistenza territoriale, in particolare, nel corso del tempo, ma porre qualche punto di riferimento che ci consenta di dare ragione delle motivazioni per le proposte che stiamo sviluppando. Per un approfondimento sullo specifico argomento rinviamo a testi assai più completi e significativi, molto ben costruiti ed esaustivi, che sono stati pubblicati in anni recenti (*L'assistenza primaria in Italia. Elio Guzzanti*). Vogliamo invece dare un senso della evoluzione della assistenza di base e dei servizi ad essa correlati e come questa abbia portato a significativi cambiamenti nel nostro impianto sociale e di salute.

L'assistenza sanitaria diffusa ha portato un grande beneficio alla comunità e come per questo sviluppo sia stata fondamentale l'opera dei "*medici generici*", convenzionati con le mutue, e dei "*medici condotti*", a contratto comunale, per qualificare il servizio sanitario e consentire una assistenza, gratuita o meno, molto diffusa, a tutta la popolazione italiana, da oltre 70 anni. Nel contempo il sistema di medicina preventiva costituito dai medici provinciali e dagli ufficiali sanitari è stato un modello di straordinaria efficacia per debellare malattie infettive endemiche nel nostro Paese.

La rete dei medici condotti e delle ostetriche condotte hanno rappresentato, insieme al farmacista, il punto di riferimento sanitario anche dei centri più piccoli e delle aree meno urbanizzate e hanno garantito l'assistenza di base e generale per la comunità in cui svolgevano il loro lavoro.

La mutualità diffusa per i lavoratori (e i loro familiari) delle diverse categorie e settori e l'estensione della assistenza sanitaria ai pensionati nella prima metà degli anni 50 del secolo scorso hanno ulteriormente favorito una giusta e corretta attenzione ai bisogni di salute dei cittadini in occasione di eventi di malattia. Il riconoscimento del diritto assistenziale (comunque con limiti temporali e di patologia) era sempre valutato sulla base della "casualità" della malattia a fronte della "causalità". Le patologie che avevano motivi di espressione derivati da atteggiamenti comportamentali di cui si ritenevano note le cause (ad es. insufficienza epatica cronica alcoolica etc.) non venivano riconosciuti, economicamente, dalle mutue, vere strutture di assicurazione per la malattia.

Non tutta la popolazione italiana era assistita e solo con la legge 833/78 circa dieci milioni di cittadini hanno ottenuto l'assistenza sanitaria (che è diventata obbligatoria) ad accesso libero e prevalentemente gratuito.

La gestione dei servizi di medicina generale tendeva a garantire, per le diverse mutue esistenti, un servizio variabile con offerte differenziate, anche in modo significativo, nei confronti dei propri assistiti. Oggi riscontriamo ancora differenze di servizio determinate dalle opzioni contrattuali previste nelle integrazioni assistenziali di alcune categorie di lavoratori, ma il servizio sanitario garantisce tutti i cittadini in modo identico, salvo poi poterne usufruire.

Il riferimento normativo e di servizi garantiti inizialmente per l'offerta sanitaria del SSN, nel 1978, è stato quello dell'Inam (nei fatti la più diffusa tra le mutue presenti). L'Inam era la mutua più importante per numerosità di assistiti, offerta e distribuzione di servizi a livello nazionale.

Vogliamo segnalare, per una logica di valutazione del servizio e dell'atteggiamento che è rimasto nel tempo, che l'erogazione economica per la notula (non c'era la quota capitaria e i medici venivano pagati a prestazione), veniva assegnata al medico solo in presenza della contemporanea prescrizione di farmaci o di prestazioni diagnostiche. La mancata prescrizione non consentiva la conferma della visita e quindi il diritto a percepire un emolumento per tale prestazione. Tale meccanismo ha sempre indotto un incremento delle prescrizioni e dei consumi, ed ha mantenuto il proprio stimolo nella gestione della attività medica territoriale. Nel contempo l'Inam esercitava un controllo puntuale su tutte le prescrizioni, le prestazioni e i ricoveri effettuati a proprio carico.

La politica economica e le modalità di gestione del servizio mutualistico corrispondevano a logiche assicurative, con una programmazione attenta delle attività e dei costi. Il bilancio teneva conto delle disponibilità economiche effettive e delle prospettive di consumo per determinare i compensi da attribuire per le singole prestazioni. Solo negli ultimi anni '70 le tariffe sono state gestite in forma differente, con una negoziazione "politica", ed hanno creato un discreto sbilancio economico nella gestione finanziaria delle mutue.

Nei primi anni '90, aggiustamenti "Istat" sulle tariffe delle prestazioni specialistiche e diagnostiche, avulsi dalla valutazione dei nuovi modelli di processi produttivi, hanno creato, negli anni successivi all'entrata in vigore della Riforma, non pochi sussulti al bilancio delle aziende sanitarie, favorendo le strutture produttive. Con queste modifiche si sono moltiplicate le richieste di esami e prestazioni tecnologiche (purtroppo anche non adeguatamente motivate).

L'esecuzione degli esami, prima della Riforma, era, sempre, motivata clinicamente, con protocolli specifici di organo o di patologia. Successivamente la prescrizione e l'atteggiamento rispetto alle verifiche di congruità e ai controlli di merito è stato molto più lasso (o inesistente) e senza il dovuto e regolato confronto tra le parti.

La retribuzione del medico, nel passaggio dalla notula alla attuale quota capitaria, da una situazione che non poneva limiti di scelta da parte degli assistiti (medici con oltre 5000 assistiti distribuiti tra più mutue) alla definizione di un massimale (1500/ 1800 pazienti o poco più), non ha condotto ai risultati attesi e prevedibili secondo le nuove linee contrattuali (e legislative) previste dalla Riforma Sanitaria.

Il modello "olistico", traslato nelle attività della medicina di famiglia, con un indirizzo clinico e preventivo, orientate alla assistenza alla persona e non solo al malato, non ha avuto la necessaria attenzione, condivisione e consolidamento. L'evoluzione della visione di un modello clinico, organizzativo e promozionale della salute non ha avuto il necessario sostegno culturale, organizzativo e gestionale delle Ussl e non ha condotto, in questi anni, a realizzare quanto indicato dalla legge di Riforma Sanitaria.

In questo passaggio epocale, la *prevenzione* e la *moderna coscienza sanitaria,* indicate come *vision* da perseguire (art.2. L. 833/78), non hanno avuto la necessaria e continua attenzione a nessun livello organizzativo se non come azione sporadica o per iniziative autonome e locali nella attività della medicina di famiglia e in generale nel sistema sanitario. Solo in tempi più recenti iniziative più strutturate sono state sviluppate con maggiore continuità, seppure come iniziative orientate su singoli argomenti e senza una attenzione sistematica alle diverse esigenze. Ma, comunque, non si è consolidata ed affermata una cultura specifica e organica orientata alla determinazione di processi assistenziali completi per i bisogni di salute delle persone e della comunità. Bisogni di salute e non solo di cura, come abbiamo avuto modo di proporre precedentemente.

L'attività medica, sino a pochi anni orsono, per modalità e struttura gestionale, era orientata all'attività operativa individuale e per ambulatorio indipendente, quantomeno nella gestione dei pazienti. E tra i medici del territorio è esistito, frequentemente, un rapporto quantomeno competitivo, che ha determinato scelte contrattualistiche orientate alla conservazione della autonomia ed indipendenza, oltre alla salvaguardia delle relazioni con il proprio assistito. La struttura organizzativa tendeva alla competizione tra medici che, come abbiamo visto, consentiva di gestire anche oltre 5000 pazienti individualmente.

Nel contempo, la medicina ha avuto, in questi anni, una evoluzione straordinaria, sia secondo canoni culturali che per tecnologie. Strumentazioni dapprima nella sola disponibilità di strutture altamente specializzate sono state rese disponibili, per semplificazione tecnologica e per costo unitario, per dimensioni e facilità d'uso, ad un mercato ed una utenza più vasta. E il fonendoscopio, insieme allo sfigmomanometro, non rappresentano più, certamente, l'unico strumento che sia disponibile per l'attività diagnostica e clinica del medico di famiglia. Né possono essere ancora sufficienti.

L'evoluzione e la deriva epidemiologica, la lunga aspettativa di vita dei pazienti con patologie cronico degenerative, la maggiore attenzione alla propria salute, la maggiore richiesta di cura, lo sviluppo di una offerta medica e farmacologica abbondante e relativamente efficace, l'informazione sanitaria esplosa sui media e negli interessi di ognuno, le malattie raccontate per incentivare il consumo di prodotti non necessari o inutili, interessi concomitanti di produzione, hanno modificato in modo significativo le esigenze e le risposte che il servizio di medicina generale deve offrire ai pazienti.

La popolazione, negli anni 60 e 70 era mediamente più giovane e l'assistenza ai cronici era sostanzialmente scarsa in confronto con pazienti affetti da patologie acute e comunque relativamente lievi, a breve sopravvivenza se le patologie erano gravi o complesse.

Possiamo constatare come la speranza di vita alla nascita sia accresciuta significativamente nel corso degli anni (dati Istat) sia per una diversa e più strutturata assistenza sanitaria, una maggiore attenzione alla propria salute e per il miglioramento delle condizioni generali di vita oltre alla riduzione della frequenza e gravità delle malattie infettive nella comunità.

	Maschi	Femmine
1974	69,6	75,8
1990	73,6	80,1
2008	78,8	84,1

In circa 25 anni abbiamo avuto un incremento di aspettativa di vita di oltre 9 anni per i maschi e oltre 8 per le femmine, mentre a 60 anni l'incremento è stato di quasi 5 anni sempre per i maschi e di 4 anni per le femmine.

Non entriamo nel merito di quanto accaduto, ma la riduzione della mortalità infantile, l'assistenza ai pazienti cronici, in particolare diabetici, cardiopatici, insufficienti respiratori, riduzione della lesività e della mortalità a seguito di incidenti, hanno consentito questo eccellente risultato sociale.

Una valutazione approfondita, uno studio effettuato da D.M. Cutler, Allison ed altri, ha condotto ad evidenziare i risultati di incremento di aspettativa di vita conseguenti agli interventi nel settore sanitario negli ultimi 40 anni del secolo scorso (*The value of medical spending in US 1960- 2000) D.M. Cutler et Alii*). I risultati dello studio vengono presentati di seguito.

Figura 33

The Value of Medical Spending in the United States, 1960 –2000

David M. Cutler, Ph.D., Allison B. Rosen, M.D., M.P.H., Sc.D., and Sandeep Vijan, M.D.
N Engl J Med 2006; 355: 920-7.

Causes of Increases in Life Expectancy among Newborns, 1960–2000

Cause	Increase in Life Expectancy	Relative Contribution
	yr	*%*
Reduction in rate of death from cardiovascular disease	4.88	70
Reduction in rate of death in infancy	1.35	19
Reduction in rate of death from external causes	0.36	5
Reduction in rate of death from pneumonia or influenza	0.28	4
Reduction in rate of death from cancer	0.19	3
Total	6.97	100

03/02/2014 25

Seppure non pienamente assimilabile alla realtà italiana, questo lavoro evidenzia i settori clinici dove vi è stato un maggiore incremento della speranza di vita determinata dalla migliore assistenza sanitaria.

Il potenziale assistenziale delle patologie cronico degenerative negli anni pre riforma era decisamente inferiore all'attuale. La riabilitazione per le patologie croniche, la assistenza domiciliare etc. non erano previste nei modelli assistenziali mutualistici, così come la prevenzione e le azioni di educazione sanitaria e promozione della salute, gli screening etc., erano interventi molto poco diffusi. D'altronde le mutue avevano unicamente obiettivi di cura.

La gestione sanitaria di pazienti acuti, molto più frequenti nella casistica assistenziale negli anni 60-70, ha tempi e modalità di intervento diversi oltre ad una durata della malattia relativamente breve. Le terapie farmacologiche non avevano la medesima efficacia rispetto a quelle attualmente disponibili. Le malattie infettive erano più frequenti, i traumi anch'essi relativamente frequenti (incidenti stradali, domestici e sul lavoro in primo piano) mentre le esigenze assistenziali apparivano meno pressanti e i pazienti meno esigenti. La maggior parte dei pazienti non afferiva al pronto soccorso ospedaliero ma veniva seguito direttamente dal proprio medico curante. Qualsiasi patologia medio grave veniva invece trasferita ed assistita in ospedale. I ricoveri ospedalieri erano particolarmente prolungati, superando mediamente i 30 giorni di degenza (l'infarto prevedeva 6- 7 settimane di ricovero) e la mortalità molto elevata, mentre l'assistenza domiciliare era praticamente inesistente e certamente non sostitutiva della assistenza ospedaliera. I costi ospedalieri, nei fatti, erano meno variabili rispetto ad oggi poiché la spesa di riferimento era determinata dal costo delle giornate di degenza.

La gestione con i Drg ha, nei fatti, reso meno prevedibili i costi finali per il SSN. Alla maggiore efficienza si è coniugata la maggiore spesa determinata dalla moltiplicazione delle prestazioni a costo più elevato oltre alla selezione delle prestazioni stesse.

Attualmente molti di questi modelli assistenziali sono variati con una evoluzione di servizi e costi che sono meno controllabili che in passato. La prevalenza di alcune patologie è diventata molto elevata e i costi finali sono particolarmente importanti. La cronicità è, oggi, molto frequente ed ha caratteristiche di complessità ben più elevate che in passato. La patologia multipla e complicata nell'anziano è molto frequente così come le complicanze che appaiono sempre più frequenti nei malati cronici, in particolare dopo molti anni di malattia.

Purtroppo, nell'attuale sistema di gestione economico finanziario e retributivo delle attività sanitarie ed assistenziali, non viene promosso e valorizzato (anche economicamente) lo strumento essenziale per un buon andamento sociale, clinico, economico e manageriale che è la riduzione della numerosità di malati con patologie croniche e negli stessi, delle relative frequenti, e gravi, complicanze. Si retribuiscono le prestazioni eseguite e non le condizioni di salute dei cittadini e della comunità assistita.

Come abbiamo potuto constatare in precedenza i costi e l'assistenza sono, oggi, determinati da alcune patologie particolari.

Solo come esempio, immaginare in passato che il 3% dei pazienti (neoplastici) potesse pesare economicamente per oltre il 15% dei costi sanitari non appariva un riferimento da perseguire. E la frequenza dei pazienti affetti da patologie neoplastiche è sempre più rilevante, con i relativi costi che tendono ad incrementarsi. Lungi da noi il pensiero di ridurre l'assistenza a questi pazienti, ma, come abbiamo avuto modo di considerare, la possibilità di ridurre la frequenza e gravità dei casi è certamente uno strumento importante per ridurre il *global burden of disease* e il numero delle persone affette da questa condizione morbosa.

E i costi stanno lievitando ulteriormente anche per altre condizioni morbose croniche per singolo caso e per settore specifico, con risultati clinici e di salute che non sempre sono confacenti con l'investimento (potremmo, più correttamente, dire spesa) economico e organizzativo sviluppato.

Riflessioni approfondite sui risultati ottenuti e confronti nel rapporto costo efficacia e nei meccanismi di gestione non sono all'ordine del giorno, mentre il modello prevalente di governo dell'attività sanitaria è la cura dei malati cronici mediante lo sviluppo dei protocolli diagnostico terapeutici (PDT), che sono certamente uno strumento operativo ma non possono rappresentare il modello di riferimento della politica sanitaria di una comunità. Inoltre i PDT non sempre hanno una efficacia adeguata nei casi di pazienti con pluripatologia, che sono sempre più numerosi e affetti da complicazioni anche gravi.

I costi del servizio sanitario, oggi, per alcune categorie, sono particolarmente elevati e le logiche e le valutazioni assistenziali non appaiono adeguate e prudenti nel valutare i risultati attesi a fronte di quelli effettivamente conseguiti. Vi è una attenzione spiccata ai cicli terapeutici e non sempre ai bisogni effettivi dei pazienti, con tutte le criticità di cui gli stessi sono portatori.

Lo sviluppo di nuovi modelli di assistenza al paziente cronico appaiono oggi come uno dei principali obiettivi della politica sanitaria, nella ricerca di ottimizzazione della spesa, dimenticando che questo settore tende a dilatarsi numericamente in modo persistente e che i nuovi ingressi sono sempre più numerosi delle uscite.

Riteniamo invece che ridurre il numero dei casi da assistere o la loro gravità sia, oggi, una priorità ed un elemento essenziale per la gestione di una buona assistenza sanitaria nel nostro ambito sociale.

Il lavoro del medico di famiglia si è ampliato e complicato in modo significativo e la gestione delle casistiche presenti nella propria comunità assistita sono sempre più complesse, sia per la variabilità individuale che per la domanda sempre più puntuale e attenta da parte degli interessati. I pazienti sono diventati mediamente più esigenti e gli stimoli mediatici tendono a indurre maggiori e più frequenti richieste, con una domanda indotta che non sempre appare appropriata e utile. E hanno una attesa o speranza per i risultati che qualche volta è eccedente alle opportunità comunque determinate dall'insieme delle potenzialità diagnostiche, assistenziali e terapeutiche. E frequentemente i pazienti sono attratti e stimolati da notizie tendenziose che appaiono offrire soluzioni ai loro problemi. In questi anni le medicine complementari hanno avuto uno sviluppo significativo.

Con questo quadro socio nosologico si interseca la nuova offerta di servizi territoriali che fa del domicilio il luogo di riferimento assistenziale privilegiato, che si sta consolidando. Il proprio domicilio è, oggi, mediamente sicuro e igienicamente adeguato per svolgere assistenza sanitaria, anche complessa, che deve essere erogata a pazienti cronici o con elevati bisogni assistenziali. In effetti abbiamo pazienti che hanno un livello di rischio medio, o persino elevato, come i pazienti in ossigenoterapia a lungo termine, che seguono modelli assistenziali che un tempo erano riservati e assistiti solo in ospedale.

Con questo cambiamento del modello assistenziale, la collaborazione e integrazione delle attività tra medici è diventata una esigenza primaria.

I modelli assistenziali hanno avuto una significativa revisione e una modalità orientata a garantire continuità di cure in modo più strutturato a questi "nuovi" pazienti domiciliari. Da queste esigenze sono nate le organizzazioni operative di rete o in collaborazione della medicina generale, che hanno visto la luce solo in anni recenti, e solo in alcune realtà, seppure non sempre in modo adeguatamente strutturato.

Le esigenze sanitarie manifestate dai cittadini sono tali che appare anche appropriato dire che la domanda, sin dall'inizio del processo assistenziale, è assai più complessa di quanto non lo fosse in passato.

Nel contempo la pubblicità e la cultura della salute stanno modificando alcuni parametri sulla valutazione della salute stessa e le azioni utili per rafforzarla. La tendenza è, comunque, orientata a sollecitare e stimolare un incremento di consumi di prodotti "sostitutivi" o di "rafforzamento". Un tempo erano le vitamine, oggi gli integratori o molto altro.

Una breve considerazione su quest'ultimo aspetto. Fare prevenzione non è un atto specificatamente medico, e per questo motivo rischiamo di vedere sviluppare nuove professioni (o pseudo tali) o figure non professionali che possono orientare scelte e comportamenti dei cittadini in modo inadeguato, non nel modo organico, funzionale e certamente più corretto, come potrebbe essere svolto da un servizio medico che abbia le necessarie competenze e capacità tecniche su questo settore.

Stiamo trattando l'argomento, i servizi erogati dalla medicina generale attualmente e in prospettiva, non solo dal punto di vista sanitario, ma come risposta a tutti i bisogni dei cittadini, sia come opportunità determinate dalle modalità di accesso (facilitato e con un diffuso elevato grado di fiducia) che come erogazione del servizio stesso.

Dalla protesica alla assistenza a casa, dal prelievo in ambulatorio o a domicilio alla trasfusione di sangue, dalle prestazioni specialistiche sporadiche alla continuità e costanza assistenziale, dalla domanda di invalidità civile alle certificazioni varie, tutti questi servizi sono oggi gravati da lunghi procedimenti burocratici e percorsi fisici per il cittadino che limitano o rendono difficile o tempestivo ottenere quanto utile per la propria assistenza con costi elevati ed insoddisfazione dell'utente/ cliente/ azionista del servizio.

Sono percorsi ad ostacoli, sia fisici che logici, che si frappongono, qualche volta senza giustificazione oggettiva, nei confronti di un soggetto comunque debole e abbisognevole di supporto o assistenza. Non si tratta di aprire in modo indiscriminato il servizio o l'offerta a quanti non ne devono o possono (a carico del SSN o SSR) usufruire, ma di rendere immediata e tempestiva la risposta ad un bisogno esistente e che comunque deve essere garantito.

Fermo restando che i parametri e le modalità per l'accesso e l'erogazione di prestazioni a carico del SSR devono essere definiti in modo adeguato, a priori, si ritiene che erogare il servizio tempestivamente non sia certo un fattore assistenziale dannoso per il cittadino né per il sistema sanitario che deve curare un paziente cronico e complesso.

Nei fatti, è possibile che un settore del servizio sanitario crei complicazioni alla attività di un differente settore che cerca di erogare un servizio (mancata o lacunosa predisposizione di documentazione specifica, mancata comunicazione etc.). L'intervento di troppi attori, sia del SSN (o SSR) che di altre agenzie territoriali (comuni, province, Inps etc.) spesso diversi e con richieste differenti, determina un sovraccarico burocratico e una valutazione a volte difforme tra strutture dello stesso ente o azienda o tra Enti diversi. La mancanza di un coordinamento generale rende ancora più difficile la gestione e l'erogazione dei servizi, sia come tempestività che, a volte, persino come risposta ad un bisogno urgente, creando confusione e fastidio in chi dovrebbe usufruirne.

Altri e significativi problemi, comunque, si manifestano nella valutazione di merito nella gestione dell'offerta di servizi e nella garanzia dei diritti per la persona.

Ormai molti settori (ospedalieri o territoriali) forniscono in modo indipendente dalla medicina di famiglia, e con vari gradi di libertà, l'assistenza a speciali categorie di cittadini, in particolare nell'ambito della salute mentale, delle dipendenze, di alcune malattie infettive, di patologie complesse o particolari (insufficienza renale cronica, insufficienza respiratoria etc.), distaccando, nei fatti, il paziente dal proprio medico curante. Anche servizi specialistici per pazienti cronici (diabetici, ipertesi etc.) tendono a creare piccole strutture autonome di servizio, che regolano in autonomia l'assistenza ai "*propri*" pazienti.

Ma sono molti i settori in cui gli interventi di livelli operativi differenti tendono a governare in modo autonomo i cittadini con esigenze sanitarie, anche preventive (ad es. gli screening), con uno sfilacciamento assistenziale e di governo dei bisogni di salute per i singoli e per piccole comunità, senza avere un risultato ottimale o adeguato alle attese. Con costi non indifferenti e risultati non sempre significativi.

L'assistenza di base, per la continuità di valutazione clinica che deriva dal sistema stesso (l'assistenza si avvia sin dalla nascita e le informazioni sullo sviluppo funzionale o patologico sono note agli interessati), tende a creare aspettative e bisogni più complessi negli assistiti. La definizione stessa di "*Salute*" come un completo benessere fisico, psichico e sociale, di per sé tende a favorire attese irrealizzabili. Per questi ed altri motivi, il modello attuale appare sempre meno adeguato per dare risposta alla domanda che viene espressa dai cittadini malati, che hanno anche un bisogno sostanziale di essere seguiti nell'arco delle 24 h con attenzione e sollecitudine.

Altre ragioni ci inducono a considerare che le attuali modalità di offerta dei servizi appaiono particolarmente costose e non sempre rispondono alle esigenze del cittadino.

I costi di gestione di molti procedimenti amministrativi e sanitari non configurano un valore aggiunto tale che possa effettivamente giustificare l'organizzazione che viene predisposta per l'erogazione dei servizi e delle prestazioni.

Molte attività amministrative hanno compito di controllo della erogazione della prestazione, di materiale vario o di presidi etc., ma salvo alcuni settori particolari, non vi sono modifiche sostanziali alla erogazione di quanto prescritto da uno specialista che è, nei fatti, il responsabile della assistenza al paziente.

Un controllo strutturato, automatizzato, con filtri adeguati, potrebbe sostituire la logica della verifica su tutti i casi che rappresenta un onere particolarmente gravoso sulle prestazioni eseguite, sia per il cittadino che per le aziende sanitarie, anche come tempi di soddisfazione dei bisogni manifestati. Naturalmente con le dovute eccezioni, in cui gli abusi fanno parte del malaffare, non del diritto.

La logica del risultato, le linee di indirizzo con scarsi gradi di libertà soggettiva, la responsabilità della spesa, sono elementi che dovrebbero consentire di fare da filtro sugli eccessi di spesa o comportamenti inadeguati da parte dei prescrittori. Il controllo viene esercitato comunque, a posteriori, e le modifiche ai comportamenti hanno una logica di soluzione del problema, tenuto comunque conto degli effettivi bisogni dei cittadini. Questi meccanismi gestionali intrinseci nelle azioni specifiche possono consentire di ridurre l'eccesso di burocrazia senza far perdere il controllo nella gestione dei processi.

In un sistema che tende a governare il servizio in funzione extraospedaliera, favorire interventi che garantiscano al paziente l'assistenza al domicilio e nel proprio ambiente di vita quotidiano non è certamente elemento secondario di attenzione ai risultati del processo generale.

Il *sistema di valori prevalente*, come centro di riferimento del modello di Mc Kinsey (o delle 7 S), la risposta ai bisogni di salute del cittadino, è quello di *preservare e migliorare la Salute del cittadino*, qualificando l'assistenza e l'attenzione più efficace e meno onerosa, tende a realizzare un modello che favorisce la deospedalizzazione dell'assistenza.

Figura 34

The McKinsey 7S Model
Structure
Strategy
Systems
Shared Values
Skills
Style
Staff

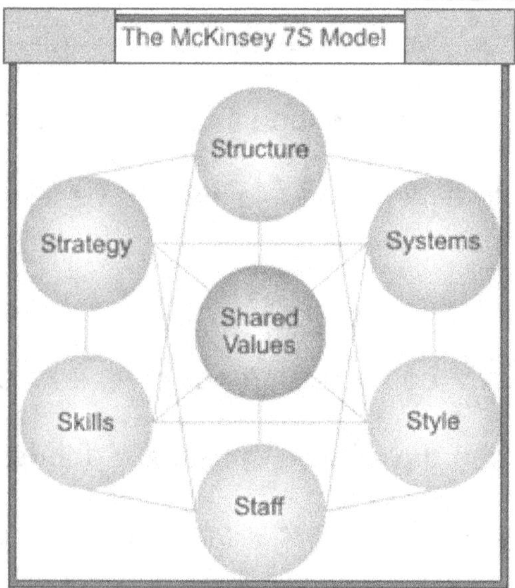

La Società Sanitaria Integrata di Servizi (SSIS)

Nel modello che abbiamo descritto in *-Proposte per la sanità del futuro- Prendersi cura dei cittadini* - il livello territoriale diventa il nucleo centrale, il motore, il pivot, lo strumento fondamentale del sistema di erogazione e di gestione dei servizi, garantendo e facilitando la risposta globale al cittadino H24 per tutti i suoi propri bisogni.

In questo modello la struttura organizzativa deve garantire risposte per attività e servizi ambulatoriali, domiciliari, di medicina generale e di pediatria, specialistici, di diagnostica di base, infermieristici, riabilitativi, di supporto domiciliare, sociali, amministrativi, preventivi, di primo soccorso, di telemedicina domiciliare ed ambulatoriale etc coordinati ed inseriti in una unica agenzia- società operativa organizzativo- amministrativa e clinica con la creazione di una società di servizi che prenda in carico una comunità di 10- 20 000 abitanti e che governa l'utilizzo delle risorse finanziarie per attività sanitarie per i cittadini assistiti (fig. 35).

Governa, non come spesa diretta ma come gestore controllato di risorse, l'erogazione dei servizi sanitari, e parte di quelli amministrativi, resi ai cittadini, dal consumo dei farmaci ai ricoveri ospedalieri, alle prestazioni diagnostiche, a quanto, comunque, necessario per gestire e soddisfare i bisogni dell'assistito, con l'obiettivo di garantire il migliore risultato possibile in termini di salute e di sicurezza, con la responsabilità della spesa.

Caratteristiche

- Società di servizi che pianifica e gestisce le attività assistenziali territoriali per la popolazione assistita (ambulatoriali, domiciliari, specialistiche, amministrative etc, per circa 10- 20 000 abitanti)
- Risponde a tutte le esigenze cliniche, assistenziali e preventive (vaccinazioni, screening, educazione sanitaria, etc) per la persona
- Acquista funzionalmente i servizi necessari per la propria utenza assistita comprese le prestazioni specialistiche e di ricovero
- Svolge prestazioni diagnostiche di base e per il monitoraggio dei pazienti cronici, prestazioni di primo soccorso e di assistenza h24
- Opera con remunerazione mista, per prestazioni- servizi e con obiettivi di risultato

Il medico, in questo modello organizzativo, ha, oltre il ruolo prettamente clinico, una funzione di gestore della salute degli assistiti e un compito di governo delle risorse, selezionando positivamente gli strumenti che possono garantire il migliore risultato al costo più basso.

L'équipe di medici ed il personale assistenziale della SSIS svolgono attività organizzate che consentono una suddivisione razionale delle attività ambulatoriali, domiciliari, preventive, assistenziali in genere, creando una connessione ben sviluppata con i pazienti a domicilio o in ospedale ed un raccordo e continuità per lo sviluppo delle specifiche esigenze assistenziali ed amministrative in una struttura organica e ben regolata con gli altri livelli sanitari.

Per sviluppare attività e governare la spesa, il sistema di retribuzione per questa società di servizi viene modificato in modo significativo e diventa misto.

Vengono individuati due elementi classici di remunerazione che sono per prestazioni svolte e a quota capitaria o per prestazioni e servizi predeterminati, a cui viene associata una terza modalità, per risultato, che riconosce elementi di qualità nella valutazione del "risultato di salute" o di potenzialità di salute.

Appare complesso definire quale sia il risultato di salute, poiché immediato viene il desiderio di misurare parametri e fattori clinici. Vanno identificati indicatori di risultato, di autonomia e di salute, di basso rischio, di mitigazione oggettiva dei fattori di rischio, di miglioramento delle condizioni cliniche e psicosociali della comunità assistita, di formazione specifica, di qualificazione degli interventi, di soddisfazione dei cittadini etc..

Figura 36 Indicatori *di Salute*

Indicatori

- speranza di vita
- riduzione delle complicanze
- soddisfazione del cliente
- costi sostenuti a parità di risultato clinico
- benessere della persona
- riduzione dei fattori di rischio
- etc

Per ottenere il risultato desiderato, va sviluppata una robusta area di ricerca sul campo, in particolare nel settore preventivo e in quello terapeutico, per la valutazione della attività di assistenza, con il confronto tra queste diverse agenzie di servizio.

I risultati andranno poi divulgati e "distribuiti" tra i diversi erogatori e nei diversi territori in modo da venire adottati diffusamente nel caso siano vantaggiosi per migliorare il livello di salute dei cittadini e della comunità, con un premio per aver consentito una adozione diffusa di un modello positivo e utile oltre il proprio territorio di assistenza.

La quota capitaria che deve essere erogata alla SSIS deve rappresentare circa il 40- 50% del valore totale degli emolumenti per la gestione del servizio e comprendere molte delle attività che possono essere definite in modo preordinato, per volumi, tipologia di servizio e risultato atteso, in riferimento alla specifica popolazione assistita secondo parametri condivisi.

La remunerazione per prestazione viene corrisposta, di norma, per le prestazioni che vengono svolte per fini organizzativi e diagnostici, complesse, nell'ambito delle attività di primo soccorso, di supporto per la specifica conoscenza dello stato di salute del cittadino,

per prestazioni specifiche e non altrimenti valorizzabili, integrative rispetto alle precedenti

riconosciute nell'ambito della quota capitaria, per prestazioni amministrative etc. Il valore

delle stesse sarà ridotto rispetto alle attuali tariffe, in particolare se con l'uso di tecnologie,

e potrà essere riferibile ad un 20- 30% del riconoscimento globale del servizio.

La terza quota, significativa in termini di valore e riferite alla qualità del risultato, garantisce

il valore aggiunto alle attività assistenziali con un significativo riscontro economico

computato su parametri di miglioramento e di soddisfazione degli assistiti, in un percorso

comparativo competitivo tra tutte le strutture esistenti e dovrà qualificarsi intorno al 30%

della retribuzione globale.

Figura 37

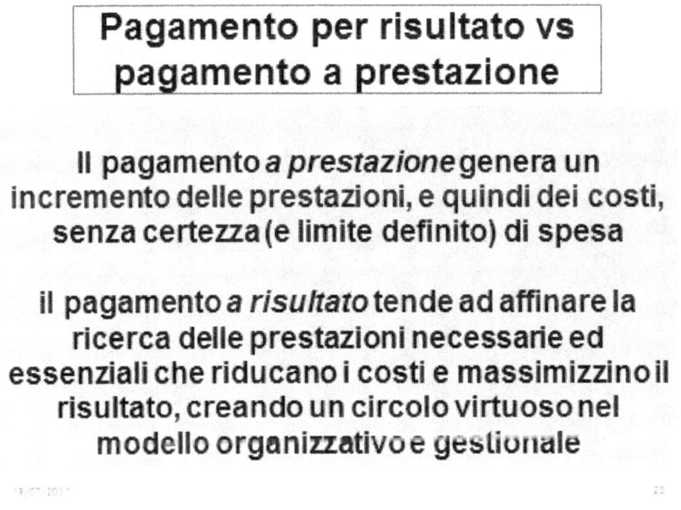

Pagamento per risultato vs pagamento a prestazione

Il pagamento *a prestazione* genera un incremento delle prestazioni, e quindi dei costi, senza certezza (e limite definito) di spesa

il pagamento *a risultato* tende ad affinare la ricerca delle prestazioni necessarie ed essenziali che riducano i costi e massimizzino il risultato, creando un circolo virtuoso nel modello organizzativo e gestionale

Va considerato che stiamo indicando la suddivisione delle quote a carico del SSN- SSR.

Altre attività svolte e non previste tra le prestazioni contrattualmente dovute, sono determinate da un rapporto diretto tra cittadini e società di servizi, eventualmente con tariffari concordati.

I parametri selezioneranno vari aspetti e terranno conto dei risultati generali, costi di assistenza compresi, confrontati con la condizione clinica e la soddisfazione del paziente.

I parametri considerati saranno numerosi e verificheranno l'atteggiamento generale del sistema nei confronti dell'assistito e della comunità, dai tempi di attesa per le prestazioni eseguite alle modifiche sostanziali degli atteggiamenti nei confronti delle problematiche generali e specifiche per garantire il benessere dei cittadini assistiti. La mera presenza di servizi che avranno compiti di sviluppo delle condizioni di salute non saranno strumento sufficiente di valutazione positiva. Solo i risultati effettivamente raggiunti saranno lo strumento per la valutazione del riconoscimento economico.

Figura 38

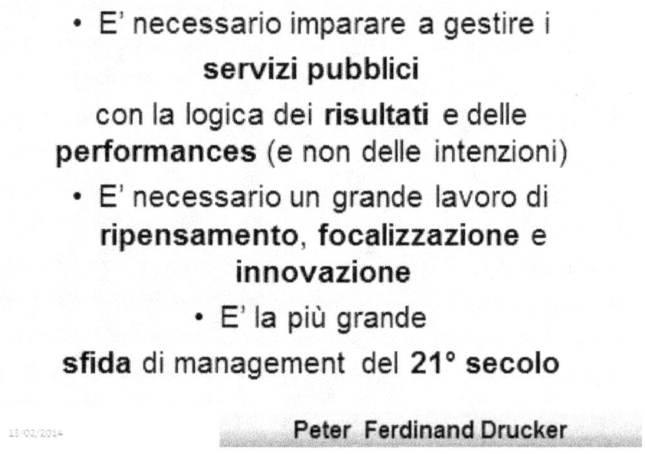

Azioni effettivamente efficaci sui fattori di rischio, la mitigazione di condizioni individuali potenzialmente dannose, lo sviluppo di attenzioni specifiche nei confronti di fattori determinanti condizioni di potenziali dipendenze o filie patologiche saranno considerate e valutate positivamente nella logica che stiamo ponendo nel modello di revisione della organizzazione sanitaria.

La collaborazione con i servizi esterni alla SSIS, la continuità delle cure e della attenzione ai bisogni specifici della persona saranno inseriti nella valutazione per il riconoscimento economico delle attività svolte (rapporti con ospedali, servizi di riabilitazione, lungodegenze, hospice, servizi di salute mentale, malattie infettive, neuropsichiatria infantile, tossicodipendenze, consultori etc.).

L'impianto medico del sistema è essenziale, ma lo sviluppo di interventi deve tendere a garantire uno stato di *benessere* ed una *coscienza sanitaria* del cittadino che sia effettivamente coerente con obiettivi di salute.

Di seguito presentiamo un esempio di come il pagamento per risultato ha favorito benessere e riduzione di costi ad un gruppo di pazienti assistiti secondo meccanismi di cura orientati al risultato.

Questo modello ha consentito, nelle realtà dove è stato applicato, di ridurre i costi e migliorare la salute dei cittadini, inducendo il sistema a sviluppare in piena autonomia buone pratiche assistenziali, eliminando le prestazioni inutili o non indispensabili, così da favorire una qualità di vita e di salute più elevata ad un costo inferiore all'attuale.

Con questo programma sviluppato in Germania (German Disease Management Program), per l'assistenza a pazienti diabetici, le complicanze si sono ridotte di oltre il 40% e la mortalità in modo anche più significativo. L'attenzione, nel sistema che proponiamo, deve essere focalizzata anche alla possibilità di ridurre significativamente il numero dei pazienti affetti dalla patologia, come abbiamo avuto modo di valutare in precedenza.

Figura 39

Tabella 1. Mortalità e maggiori complicazioni diabetiche tra pazienti arruolati e gruppo di controllo. *German Disease Management Program, 2007*				
	Pazienti arruolati		Gruppo di controllo	
	Numero	%	Numero	%
Mortalità	458	2,30	935	4,70
Complicazioni				
Infarto miocardico	165	0,83	219	1.10
Ictus	180	0,91	226	1,14
Insufficienza renale cronica	71	0,36	94	0.74
Amputazione degli arti inferiori	95	0.48	152	0.76
Almeno una delle quattro complicazioni	496	2.49	667	3.35

Nella SSIS, con questa organizzazione complessa, "olistica", la gestione delle relazioni con il cittadino comprende una gamma molto ampia di servizi che riduce al minimo, e per attività non altrimenti effettuabili, gli accessi e le relazioni con le strutture amministrative della azienda sanitaria.

Gli interventi si riferiscono a quanto possa essere svolto con autorizzazione delegata o per via telematica e per la quale non si configura un conflitto di interessi e viene remunerata. Le richieste di prestazioni specialistiche oggi vengono pagate dal SSR su semplice prescrizione del medico mentre in questa organizzazione vengono conteggiate sul budget disponibile per le attività del servizio ai cittadini. Non vi è una azione penalizzante nei confronti del cittadino, ma l'intervento prescritto ed eseguito deve tendere ad avere una dimostrata utilità in un processo diagnostico ed assistenziale ben definito (appropriato, congruente ed efficace). Le risorse disponibili possono essere indirizzate così verso le aree a migliore risultato costo efficacia e costo beneficio per il paziente. La gestione coordinata delle prestazioni e la riduzione degli sprechi sono fonte di un risultato adeguato in termini assistenziali con una elevata efficienza economica.

Questo modello ed organizzazione, riducendo in modo importante la filiera assistenziale, consente un notevole risparmio con l'eliminazione di processi e percorsi amministrativo assistenziali non indispensabili alla soluzione dei problemi degli assistiti.

La SSIS organizza il servizio e le visite utili per una buona assistenza. Acquista le prestazioni specialistiche per i propri pazienti che vengono inviati a visita direttamente e tempestivamente dal medico che la prescrive, prevalentemente presso la sede stessa della SSIS, e vengono così sottoposti alla consulenza richiesta. Con questo meccanismo stiamo orientando l'organizzazione sul modello del *Just in Time*, in cui l'organizzazione si adegua ai bisogni manifestati e li soddisfa secondo la tipologia e i volumi di domanda espressa.

Le risposte sono inserite direttamente nella cartella elettronica personale del paziente visitato, con un continuum gestionale e clinico tra le parti.

I tempi di attesa, per effetto del duplice intendimento, uso corretto delle risorse con riferimento appropriato della richiesta e disponibilità adeguata dell'offerta, si ridurranno in modo significativo.

Per una specifica valutazione delle attività diagnostiche ed assistenziali specialistiche, possiamo riferirci ad un modello organizzativo suddiviso su 4 livelli

Il primo livello è il tipico livello di consulenza su un singolo quesito determinato da una condizione di incertezza o dalla esigenza di un approfondimento e confronto con un esperto del settore. Alcune di queste prestazioni sono effettuate con tecnologie semplici (ECG, etc.). Tra queste prestazioni un numero non indifferente potrebbero essere, e spesso lo sono già, svolte anche dai medici di cure primarie adeguatamente formati (dermatologia, orl, ortopedia, reumatologia etc.) comprese le prescrizioni delle prestazioni di cura necessarie e successive alla diagnosi.

Rappresenta un livello di filtro e solitamente riconduce il paziente alla totale responsabilità del medico di cure primarie o al pediatra di famiglia.

Il secondo livello è riferibile alla presentazione di una sintomatologia complicata che necessita di più accessi specialistici e per differenti prestazioni, anche strumentali (ecografie, spirometrie, Holter, ECG da sforzo etc.) che potrebbero (lettori o strumentazioni di livello diagnostico adeguato) essere effettuati, almeno in parte, presso i centri SSIS.

A seguito delle prestazioni svolte vengono poi diversificati due diversi flussi assistenziali per i pazienti. Il primo rinvia ai medici di cure primarie, concludendo la valutazione clinica. Il secondo tende a condurre il paziente verso un percorso di approfondimento interno ad un livello di maggiore complessità, svolto oggi, prevalentemente, in sede ospedaliera.

Il terzo livello può essere individuato come follow-up dei pazienti cronici (diabete, ipertensione etc.) ed è tipico di "ambulatori specifici" sostanzialmente inseriti in una rete ospedaliera. Gli specialisti per i quali è possibile attrezzare un ambulatorio con le tecnologie adeguate possono svolgere la loro attività presso la SSIS. La presenza, come frequenza e quantità, e le visite sono promosse dal medico curante o dalla équipe che ha in cura il paziente. Diventano "complemento diagnostico" e supporto agli interventi che il medico curante ritenga opportuni. In un impianto regolato come lo stiamo descrivendo non hanno una periodicità predefinita ma possono essere svolti in caso di bisogno, con la necessaria coerenza per le attività specifiche e utili per ogni singolo paziente, finalizzate a risolvere condizioni di criticità che si manifestano man mano. La gestione degli specialisti interna al SSIS favorisce la tempestività assistenziale e la continuità della cura, un confronto diretto tra colleghi sul caso e le richieste, in termini quali quantitative, opportune sulle esigenze proprie del malato. Non protocolli generici ma interventi specifici, orientati a dare una risposta adeguata. Le esigenze di ogni paziente sono differenti e la frequenza dei controlli dipende dai comportamenti degli stessi. Per molti pazienti, con adeguata *compliance*, le esigenze sono minori che per altri, meno convinti dell'utilità dell'intervento medico e che possono soffrire per danni determinati da un comportamento inadeguato. La personalizzazione, il cucire individualmente il processo clinico assistenziale, supportare il paziente nei momenti critici o di sconforto, il rilevare precocemente fattori di fallimento terapeutico, conduce ad un migliore risultato assistenziale e terapeutico per il singolo. La selezione dei pazienti da far controllare è un ulteriore elemento di efficacia che viene sviluppato coerentemente con una elevata efficienza gestionale. La mera ripetitività degli esami che sono parte di un protocollo, se consentono di monitorare il paziente in modo adeguato non hanno, automaticamente, una efficacia dimostrata. E i costi globali sono certamente più elevati rispetto ad un processo individualizzato.

Le prestazioni specifiche non eseguibili presso la SSIS vengono svolte ad un livello più elevato, presso il light hospital, o ospedale di prossimità, così come individuato in *Proposte per la Sanità del Futuro,* in modo da garantire un percorso coordinato per le prestazioni di follow up dei pazienti. La cartella personale su cui vengono inserite le informazioni è in grado di dare le notizie sanitarie essenziali per il paziente.

Le prestazioni più complesse e il follow up dei pazienti a rischio per gravi patologie ha un riferimento sempre presso il light hospital oppure nell'heavy hospital, o ospedale per acuti. In questo sistema si viene a creare una rete di strutture di riferimento, satelliti di centri di altissima specializzazione, per la valutazione nel tempo delle condizioni dei pazienti (neoplastici, neurologici etc.) riducendo significativamente il turismo sanitario e l'accesso alle strutture ad alta specializzazione per prestazioni a basso impatto assistenziale o a basso valore clinico aggiunto.

Il quarto livello della attività specialistica è orientato alla diagnosi con tecnologie complesse o ad alto costo e va coordinato adeguatamente con i bisogni del paziente, sia come tempestività che come appropriatezza, sempre, presso il light hospital.

In estrema sintesi, attualmente, il sistema consente di accedere con facilità (qualche volta fin troppo) alle prestazioni specialistiche ma non ha sempre la capacità di coordinare ed integrare i bisogni (anche sociali) dei pazienti. In questo modello le richieste sarebbero correlate con un approfondimento diagnostico e una assistenza utile al processo terapeutico, con una risposta rapida e coerente con quanto richiesto, nella completa appropriatezza clinica e relazionale con i bisogni specifici del paziente.

Le attività di supporto e di educazione al paziente verrebbero garantite dal personale sanitario presente presso la SSIS, secondo schemi e modalità specifici preordinati a livello nazionale, regionale e locale, con sperimentazioni e valutazioni comparate locali.

Per ottenere questo risultato è indispensabile, come abbiamo indicato precedentemente, sviluppare una cultura specifica dei medici di cure primarie in settori specialistici di base, attrezzare gli ambulatori con tecnologie ormai diffuse e di relativa facile gestione (ECG – Spirometro – ecografo etc.) per un primo screening sulle effettive esigenze del paziente (con riconoscimento per la migliore capacità di filtro sulla attività di assistenza specialistica), differenziare l'attività lavorativa dei singoli medici. Per proseguire l'iter assistenziale individuale va attivata la predisposizione di percorsi facilitati per l'erogazione di prestazioni organizzate (gruppo o pacchetto di visite e prestazioni specialistiche coordinate secondo le esigenze dei pazienti) o facilitazione all'accesso alle prestazioni di alta complessità secondo priorità definite (come se fossero prestazioni in costanza di ricovero).

La struttura di base della SSIS persegue, nell'impianto generale, un modello che promuove la risposta complessiva ai bisogni del singolo nell'ambito di un contesto di una comunità compiutamente assistita.

Le modalità di servizio conducono ad una azione adeguata ai bisogni della singola persona assistita in quanto portatore di specifiche esigenze, definite secondo linee scientifiche e tecnico professionali. Viene predisposto un piano di assistenza e promozione della salute individualizzato che tenga conto delle effettive esigenze personali, e che non sia solo di assistenza o di cura. Tale intervento tende allo sviluppo della persona stessa con una particolare attenzione ai bisogni di salute e di sviluppo psico socio educativo e fisico, in coordinamento con le altre agenzie del territorio.

Un motore di riferimento ma anche un enzima di crescita e di risposta ai bisogni effettivi della comunità, uno strumento di confronto con un livello di cultura e di capacità pratica nella realizzazione di processi di miglioramento del livello di qualità di vita del singolo e della comunità di cui è membro. Anche in presenza o permanenza di malattia, non sia solo orientata a contrastare direttamente il fenomeno morboso in atto ma anche a costruire un intervento che favorisca, anche in situazioni di limitazione funzionale, una azione di rafforzamento e di sviluppo dello stato di salute della persona, fisica e psicologica, di benessere, anche se limitato o condizionato.

La rilettura del sistema secondo schemi definiti di risultato comporta una diversa attenzione a tutti i fattori presenti dando particolare valore alle opportunità che si manifestano per il singolo e rafforzando le azioni di recupero, non solo fisico, ove possibili o necessarie.

La SSIS assiste, come abbiamo accennato, in modo organico, una popolazione tra 10 e 20000 abitanti e gestisce, in modo completo e complessivo, quanto necessario per dare risposta a tutti i bisogni sanitari manifestati dai cittadini che ha in cura.

Il numero di medici necessario per garantire il servizio in modo adeguato è di circa 16-20 unità di medicina di famiglia, compresi i pediatri, tenuto conto che a una numerosità meno elevata di assistiti corrisponde il fabbisogno di qualche unità medica in meno. Il livello ottimale di utenza da gestire si pone, comunque, oltre le 15000 unità di utenza.

Come abbiamo già segnalato antecedentemente, si fa carico dei bisogni amministrativi, sanitari, dalla prevenzione alla assistenza domiciliare, specialistica, pediatrica, con le tecnologie di base, l'assistenza socio sanitaria, di sviluppo della persona, fisico e culturale nel settore sanitario (educazione sanitaria) in termini individuali e della propria comunità per i diversi bisogni che possono occorrere al proprio assistito- cliente (azionista), sia in ambulatorio che a domicilio.

Concentrare i servizi assistenziali in un unico soggetto (in questo caso la SSIS) identificato e definito, frequentato con regolarità e continuità, in prossimità del proprio domicilio, con un elevato rapporto di conoscenza e di fiducia, crea certamente facilitazioni per il paziente.

Il punto unico di accesso non può essere il medico di famiglia, da solo, ma una struttura complessa che supporti le diverse esigenze per la persona e che non si divida, o moltiplichi, in rivoli di conoscenza sui bisogni che lo stesso manifesta.

Una organizzazione che risponda a questi bisogni non è diversa, per componenti unitarie, dalla attuale organizzazione. Diverge, invece, per sede di attività e modalità di gestione, per modelli di approccio e di risposta ai bisogni manifestati dai cittadini.

Oggi abbiamo più punti di accesso per i cittadini, come abbiamo già segnalato, differenti per sede e modalità di approccio, che sono costituiti in base alle diverse manifestazioni di bisogni, che diventano quindi specifici e limitati nella interlocuzione.

Il percorso, come abbiamo segnalato in precedenza, spesso, non è neanche agevole, per distanza o per sede, e diventa anche incompleto per assenza di riferimenti adeguati o errori nel processo di ricerca della soluzione. Infatti, non sempre appare chiaro il meccanismo di soluzione per il problema del cittadino. Molte azioni si esplicano e replicano in sedi diverse, con la conseguente gestione separata della risposta alle diverse esigenze. Esigenze molteplici e diversificate non sempre trovano una risposta adeguata. Dobbiamo anche tenere conto che molte attività o prestazioni a cui i cittadini possono accedere o di cui possono usufruire non sono neanche note agli interessati e le modalità per reperire le informazioni, in un sistema particolarmente complesso, rappresentano di per sé, una complicazione non indifferente. Il solo dover accedere ha un costo, economico e di tempo consumato. Se poi il cittadino non trova neanche la soluzione o soddisfazione ai suoi bisogni certamente il servizio non è stato in grado di rendersi utile.

Una organizzazione dove un qualsiasi contatto determina l'individuazione o persino la proposta di soluzione del bisogno stesso, e la valutazione delle opportunità che ne seguono, riduce in modo significativo gli accessi inutili o impropri, le ripetizioni o l'esigenza, da parte del cittadino (qualche volta ignaro delle soluzioni), di individuare un percorso adeguato per risolvere il proprio problema. La presenza di personale formato nel settore specifico favorisce la semplificazione del sistema, che diventa *friendly*, creando le premesse per ridurre gli accessi impropri o inutili.

Il paziente viene *servito*, il modello di intervento non prevede una richiesta da parte sua ma comporta una risposta definita secondo le esigenze individuate e verificate direttamente dal servizio.

Il medico non indirizza il paziente a rivolgersi a terzi per accedere alla prestazione o al servizio ulteriore, ma nella logica azione dell'intervento completo, avvia l'organizzazione della SSIS per dare risposta alle esigenze del cliente.

Le attività della SSSI

Abbiamo, nei fatti, descritto gran parte del modello organizzativo di questa società di servizi, ma vogliamo, e qualcosa verrà ripetuto, entrare nel dettaglio su alcuni aspetti di questo nuovo modello organizzativo, operativo e societario.

Medicina e pediatria di famiglia

Le attività sono, tipicamente, quelle classiche, ambulatoriali e domiciliari che, svolte in una organizzazione complessa e con un numero adeguato di personale, possono estrinsecarsi, a regime, in un servizio ambulatoriale in cui sono contemporaneamente presenti tra 3 e 5 medici, per 12 ore al giorno, oltre ad almeno un pediatra (circa 300 ore settimanali con 60 ore di pediatria, con presenza anche al sabato e alla domenica). A questi vanno aggiunti, per garantire la presenza H24 nel corso della settimana, almeno un medico in servizio attivo per gli interventi urgenti (164 ore di servizio totali settimanali). L'attività ambulatoriale va integrata con almeno 2 medici di cure primarie ed 1 pediatra in assistenza domiciliare, comprese le valutazioni dei bisogni di assistenza domiciliare integrata per pazienti cronici e i confronti, oltre ai colloqui in ospedale e con i gli altri medici o servizi che assistono i pazienti della SSIS. Oltre a questi medici è indispensabile un medico che segua in modo regolare le prestazioni di prevenzione e promozione della salute, comprese le vaccinazioni e i diversi screening (non solo oncologici), offerti ai propri assistiti, naturalmente coadiuvati dal personale assistenziale e infermieristico necessario.

Naturalmente la presenza non coincide con il numero. Considerata una presenza e attività di 40 ore di servizio settimanale per i medici che operano nella struttura, attivare un servizio h24 prevede la presenza, ferie comprese, di circa 6 medici. Che quindi svolgono l'attività diurna e notturna di presenza in ambulatorio per il primo soccorso e di reperibilità notturna.

La struttura organizzativa della SSIS è rappresentata nella figura 40

Figura 40

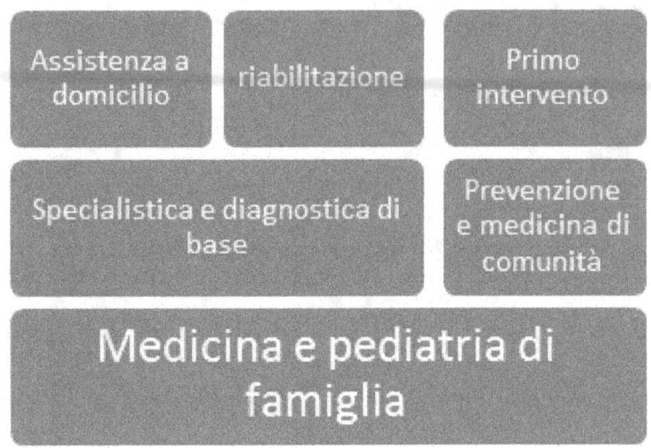

La conoscenza diretta dei pazienti, e la facile reperibilità delle informazioni circa la loro situazione clinica, può facilitare una risposta coerente agli effettivi bisogni assistenziali, medici, psicologici e sociali, e garantire una continuità assolutamente adeguata a quanto viene effettuato da tutta l'équipe medica e assistenziale.

Le richieste per screening o di controllo specifico per fasce di età vengono preordinate in automatico e gli interessati sono invitati ad accedere nei rispettivi servizi, effettuati presso la sede stessa della SSIS o presso strutture dalla stessa associate.

I programmi di prevenzione, di educazione sanitaria o di promozione della salute saranno svolti con prevalente utilizzo di personale sanitario, in particolare infermieristico, adeguatamente formato. Le indicazioni, in modo specifico, hanno un diverso modello di sviluppo se indirizzati a gestire le patologie sofferte dai pazienti o per ridurre fattori di rischio o modelli comportamentali scorretti.

L'attività formativa- informativa, anche in autoformazione per i cittadini, sarà un elemento di forte stimolo alla gestione delle azioni di adeguamento a linee di condotta corrette e coerenti con obiettivi di riduzione dei fattori di rischio e rafforzamento delle caratteristiche individuali.

I pazienti verranno invitati a seguire le prescrizioni con un nuovo modello di ricetta, la ricetta verde, che esclude i farmaci e utilizza le risorse quotidiane, alimentazione, attività fisica, comportamenti corretti e attenzione ad evitare azioni dannose. Senza costruire particolari modelli, l'alimentazione scorretta ha un ruolo importante nella genesi delle patologie cardiovascolari, neoplastiche, digestive e metaboliche etc, così come la scarsa attività fisica ha importanti conseguenze sul nostro apparato muscolo scheletrico, sulle patologie cardiovascolari, metaboliche e neoplastiche etc. Per un approfondimento rinviamo al testo *Take Care- Vademecum di prevenzione primaria dei tumori* e al testo *Il Vaso di Pandora- Manuale di educazione alla Salute,* da cui riprenderemo alcuni spunti successivamente.

La gestione dell'Assistenza Domiciliare Integrata (ADI), se finalizzata ad attività di risposta a bisogni assistenziali post acuti o cronici complessi, non ha particolari esigenze di valutazione se non una adeguata congruenza con alcuni parametri di riferimento.

L'avvio della assistenza a domicilio, inserita nel processo di cura, deve ridurre l'ospedalizzazione sia in Ingresso che come dimissione protetta e il ricovero in Rsa.

Le cure e l'assistenza specialistica sono a carico della SSIS. L'intervento che viene attivato deve essere, di per sé, giustificato dalle azioni specifiche e dai bisogni del paziente, con un progetto assistenziale individualizzato ben definito e governato in sintonia tra servizi sanitari e sociali. La gestione delle risorse infermieristiche, di riabilitazione etc., a carico della SSIS, deve garantire appropriatezza, qualità e soddisfazione dei bisogni effettivi del singolo e della comunità assistita.

Il personale che opera sul territorio, a regime, risponde direttamente alla SSIS e a chi svolge la funzione di coordinatore del servizio. Nel passaggio tra la attuale organizzazione e il nuovo modello, si creeranno condizioni di equilibrio e di diverso utilizzo del personale che andranno approfondite e risolte nei modelli di relazione e supporto. Le attività e la gestione dei servizi andranno concordati e coordinati, per obiettivi e funzioni, con il distretto socio sanitario.

L'impianto generale della struttura della SSIS, vogliamo ripeterlo, non è una mera giustapposizione o contiguità di servizi, ma una presa in carico completa, con una organizzazione complessiva, con la vocazione di offrire servizi alla persona in modo adeguato per dare risposte ai bisogni espressi o alle esigenze che vengono individuate e programmate sulla base della situazione clinico funzionale del singolo e in base alle esigenze socio familiari.

La modalità organizzativa del servizio attiva direttamente la presa in carico del singolo cittadino per tutte le sue esigenze e predispone, sulla base di linee di indirizzo predefinite, un percorso educativo assistenziale, anche in costanza di malattia, per garantire una azione efficace con interventi che vadano a favorire uno stato di benessere e di adeguato sviluppo e assistenza per la persona. Non solo mere azioni tecniche, ma fondamenti clinico preventivi e culturali che permettano di ridurre i fattori di rischio e rafforzare i fattori protettivi, nella considerazione delle esigenze e opportunità che ognuno ha di ottenerli e raggiungerli nel modo più adeguato possibile.

Con questo modello, con il supporto di tecnologie di facile gestione ambulatoriale (Ecg-spirometria- ecografia- laboratorio di base, etc.), è possibile intervenire ed assistere i pazienti cronici.

Abbiamo, precedentemente, definito 4 livelli di attività specialistica, ed uno di questi era indirizzato ai pazienti cronici in assistenza specialistica a lungo termine, che ha regolare presenza in questa sede assistenziale, come raccordo con il livello ospedaliero per i casi più complessi. Come mero esempio di riferimento, i pazienti diabetici vengono assistiti in prevalenza, direttamente, dal proprio medico curante, che li affida al diabetologo solo nel caso insorgano specifici problemi o vi siano esigenze particolari. In caso di mancata soluzione dei problemi vengono assistiti nel light hospital per prestazioni ambulatoriali complesse.

L'accesso e il servizio dei medici specialisti nella struttura favorisce tempestività e coordinamento della risposta al cittadino, oltre ad orientare la scelta sulla base della effettiva necessità clinica. Crediamo, come abbiamo già avuto modo di accennare in precedenza, che vada fatta qualche riflessione sui protocolli diagnostico terapeutici (Pdt). Considerato che la maggior parte dei pazienti cronici ha comportamenti corretti e le verifiche periodiche presso l'ambulatorio specialistico nulla aggiungono a quanto il paziente già svolge, molti interventi reiterativi appaiono non indispensabili. Per i pazienti meno complianti abbiamo invece l'esigenza di intervenire con maggiore frequenza e attenzione poiché non rispettano in modo adeguato le indicazioni ricevute o non hanno adeguato beneficio dalle terapie (bassa compliance o scarsa efficacia terapeutica).

In sintesi, in un sistema gestito in via diretta e su effettivo bisogno (e non come routine) da parte del medico curante, molte visite periodiche sarebbero eliminate mentre per qualche paziente il piano assistenziale dovrebbe consentire una maggiore attenzione, con la prospettiva di un risultato che ci attendiamo più efficace.

In questo impianto organizzativo la presenza dello specialista è fissa e regolare, senza limiti di visite ma ad accesso mediato da parte del medico curante, con una organizzazione che porti a dare risposta tempestiva e corretta ai bisogni del paziente. Questo modello può ridurre in modo significativo le visite non indispensabili, con tempi di attesa fortemente contratti proprio per un uso coerente nella gestione del rapporto domanda offerta. La disponibilità dei medici verrebbe conciliata con la domanda effettiva e i tempi di presenza coincidenti con l'effettivo bisogno.

Le visite "urgenti" verrebbero eseguite con grande tempestività determinate dalla presenza continua e regolare degli specialisti presso la SSIS. E il loro supporto sarebbe funzionale anche in occasione degli interventi di primo soccorso. La presenza dello specialista che possa visitare ad accesso diretto i pazienti con una manifestazione patologica acuta faciliterebbe la soluzione del problema con grande tempestività e certamente maggiore soddisfazione per il malato.

In un sistema come viene proposto non vi è neanche l'esigenza di attivare servizi di prenotazione nell'ambito del centro stesso poiché le agende sarebbero a disposizione del medico che, anziché predisporre una prescrizione, inserirebbe automaticamente il paziente nell'agenda dello specialista, consegnando un tagliando-richiesta, e non una prescrizione. La cartella personale elettronica diventa lo strumento di dialogo tra le parti.

Con questo modello di gestione del servizio, le esigenze di prestazioni specialistiche si ridurrebbero di oltre il 30% (dichiaratamente il livello di inappropriatezza medio per le richieste di prestazioni specialistiche) e i tempi di attesa potrebbero ridursi, mediamente, a pochi giorni. Il costo della prenotazione diventerebbe, economicamente, un utile per il sistema.

L'intervento tempestivo favorisce il risultato clinico, aumenta l'efficacia, riduce l'ansia dell'attesa, e, questione non trascurabile, aumenta la fiducia nei confronti del servizio. Con questo modello vengono anche eliminate le prenotazioni ripetute e le visite non effettuate.

La cartella personale unica, consultabile, per quanto utile, dagli specialisti, è un importante strumento di lavoro che consente di rendere più semplice la comprensione dei problemi manifestati e favorisce lo studio e gli approfondimenti del caso specifico. E nel contempo riduce gli errori.

Lo specialista integra la cartella clinica comune e segnala eventuali criticità in via diretta al medico curante. Nel caso abbia l'esigenza di approfondimenti, prosegue con le proprie indicazioni.

In seguito viene esposta una descrizione della *"cartella personale"* in modo più organico.

Per la gestione delle attività domiciliari e informative la SSIS attiva un *Centro di Contatto* che

- Informa e orienta il cittadino

- Aiuta e indirizza nella scelta dei servizi

- Supporta esigenze specifiche, direttamente o per mezzo del volontariato o altri servizi (sociali etc.)

- Ascolta il paziente per le problematiche cliniche e suggerisce soluzioni favorevoli ai suoi propri bisogni

- Attiva e promuove il counselling medico e professionale

- Attiva gli interventi o la programmazione di servizi a domicilio

Il *contact-centre* è un *call centre* evoluto che integra le funzionalità di telecomunicazione con i sistemi informativi, aggiungendo all'utilizzo del mezzo telefonico altri strumenti/canali di comunicazione, quali lo sportello fisico, la posta, il fax, la mail, il web, le messaggerie su telefoni cellulari etc.

In questa organizzazione hanno un valore qualificante interventi e strutture di sistemi di teleassistenza con valutazione delle esigenze del malato per una risposta adeguata e tempestiva (monitoraggio, adeguamento della terapia, visita domiciliare o intervento urgente con servizi di emergenza etc.).

La tabella che segue propone l'organizzazione del personale medico territoriale per una struttura di servizio per 20.000 abitanti circa.

Fabbisogno di personale medico per l'organizzazione di un servizio di assistenza H24 per 20000 abitanti circa.

Assistenza ambulatoriale medica- 4- 6 medici a tempo pieno- con visite programmate

Assistenza ambulatoriale pediatrica- 1 medico a tempo pieno- con visite programmate

Assistenza di primo intervento- 2 medici a tempo pieno e 1 pediatra con fasce orarie definite- di cui 1 medico per attività notturne e festive (per garantire il servizio H24 servono 6 unità mediche)

Assistenza non ambulatoriale (domiciliare ed ospedaliera) - 2 medici a tempo pieno

Prevenzione- 1 medico a tempo pieno

Il fabbisogno minimo totale di medici è di almeno 18- 20 medici (compresi i pediatri) operativi per ciascuna SSIS. Vanno valutati ulteriori parametri assistenziali ed epidemiologici che devono essere considerati per definire in modo appropriato il fabbisogno effettivo, che, comunque, non dovrebbe discostarsi da questo riferimento con un + o - 15- 20 %. Situazioni logistiche o territoriali particolari vanno valutate in modo specifico.

Rapporto con le amministrazioni locali e interazioni con il sistema socio sanitario territoriale

Come abbiamo introdotto precedentemente, la struttura che abbiamo descritto (SSIS) si propone come il *"polo unico"* di riferimento per il cittadino, alla quale è possibile, ed utile, attribuire anche la partecipazione, vista la semplicità all'accesso, alle attività inerenti i servizi socio sanitari, oltre una diversa organizzazione e condivisione alle risposte che riguardano i bisogni amministrativi e sociali dei cittadini.

Certamente le modalità di accesso e di servizio, con un riferimento coordinato sulla assistenza alla persona, favorisce l'integrazione e l'utilizzo di impianti e strutture note e di facile identificazione ed accessibilità per il cittadino. Alcune attività di sportello o di servizio, nel settore sociale, possono, senza nessuna difficoltà, essere posizionate in questo ambito. Utilizzando lo strumento della cartella personale, nella azione specifica del settore socio sanitario, possono essere integrati bisogni ed attività specifiche nel modello organizzativo e funzionale.

Nel contempo, i comuni possono, senza particolari difficoltà, svolgere attività amministrative e burocratiche con incombenze non complesse come la scelta del medico o il trasferimento di documentazione cartacea (che dovrebbero, sia l'uno che l'altro, ridursi in modo significativo), compensando i costi sostenuti, da parte del SSR.

La variazione di scelta del medico, con la SSIS, diventerebbe molto infrequente nel tempo, considerata la copertura territoriale dei servizi e la numerosità dei medici in attività.

Oggi appare anche difficile selezionare un medico "di fiducia" nella modalità di accesso ed iscrizione al SSN poiché troppo spesso la scelta è limitata a pochi medici, se non uno solo, considerata la frequente presenza di medici massimalisti.

In una organizzazione come questa, con una gestione più libera ed aperta, la scelta del medico *"di fiducia"* sarebbe più semplice poiché potrebbe selezionarlo tra i tanti presenti.

Problemi e contestazioni tra le parti, naturalmente, rimarrebbero in capo alla Asl e, nello specifico, del Distretto di riferimento.

La prevenzione nella comunità assistita

Una piccola sezione viene dedicata ad alcune attività ed azioni di prevenzione in modo da definire e specificare come e quanto questi interventi possano influire nella organizzazione attiva della offerta di servizi al cittadino.

Abbiamo presentato, seppure in modo sintetico, ruolo e significato, nella organizzazione e valutazione del servizio di assistenza, delle attività di prevenzione primaria, suddividendole in diversi sottosettori, dal soddisfacimento dei bisogni ottimali dell'organismo allo screening per le patologie o condizioni prevenibili.

Come abbiamo considerato, il ruolo del servizio sanitario è ampio ed ha competenze che trascendono la cura della malattia conclamata. Attivare comportamenti idonei per prevenire ed evitare condizioni patologiche è un obiettivo fondamentale in un meccanismo di attenzione al benessere della persona. Per dare un valore alla attività di prevenzione riprendiamo la definizione che abbiamo proposto nel precedente contributo *"il Vaso di*

Pandora" per poter perseguire linee che cerchino di dare risposta agli effettivi bisogni del singolo e della comunità.

Vogliamo riproporre la definizione di *Salute* e ripercorrere, come logiche e azioni su cui individuare interventi coerenti (quali esempi e non certamente esaustivi) gli schemi che abbiamo segnalato pocanzi, di Hutchinson e quello sulla prevenzione primaria.

Riportiamo il testo da *"Il Vaso di Pandora- Manuale di Educazione alla Salute"*

Noi proponiamo di integrare le diverse definizioni di "Salute" con la seguente, che tenta di rendere, come abbiamo introdotto in precedenza, più equilibrato il modello di riferimento e intende offrire l'opportunità di una riflessione condivisa, ma non acritica, tra tutti i componenti del sistema (Cittadino, Medico, Servizio), puntando in particolare l'accento sulla salute come mezzo e non come fine della vita di ognuno.

"La Salute è un bene perfettibile dato da una condizione dinamica di benessere psichico, fisico, sociale e ambientale, coincidenti nella sensazione soggettiva e obiettiva dell'individuo che permetta un completo sviluppo delle proprie capacità".

La modifica sostanziale da bene soggettivo (e privo, prevalentemente, di oggettività) a bene individuale e nel contempo sociale, modifica, oltre la visione della modalità di acquisizione, anche il prevalente ruolo di rafforzamento e consolidamento dello stato di benessere, che risponde all'articolo 32 della Costituzione, come bene sociale e non solo individuale.

Le linee operative per interventi preventivi devono essere valutate in modo coerente con gli obiettivi che ci poniamo sul singolo cittadino, nucleo familiare o comunità assistita.

Il nostro modello tende alla personalizzazione, alla individuazione dei bisogni specifici per ogni singola persona, di bisogni comunque valutabili.

Per favorire una migliore attenzione alle opportunità esistenti, senza voler essere esaustivi e senza intendere questi come unici strumenti da utilizzare, pur sempre con i vari distinguo sulle linee di indirizzo (nel settore della prevenzione), che si vogliono proporre, non tutto oggi appare certo, ed anzi è soggetto a numerose e significative azioni di revisione, si individuano, come esemplificazione, le seguenti schede di riferimento per fascia di età.

I riferimenti che proponiamo nelle tabelle che seguono sono tratti da *Guide To Clinical Preventive Services (Della US Preventive Services Task Force)* ed altri documenti internazionali. La gestione degli interventi di prevenzione ed educazione alla salute è riferita a *"Il Vaso di Pandora- Manuale di Educazione alla Salute"* già segnalato in precedenza.

Monitoraggio clinico e fisiopatologico

Si pone, come esemplificazione e in modo del tutto incompleto, qualche riferimento per una corretta azione preventiva, e non solo di cura, in cui prevenzione primaria, diagnosi precoce e individuazione dei fattori di rischio siano elementi fondamentali della nuova modalità di assistenza alla Persona.

Fino a 10 anni- tutta la popolazione

Peso ed altezza- pressione arteriosa- screening oculistico- uditivo etc.

Prevenzione degli infortuni domestici- stradali- intossicazioni- training CPR per familiari- scuole etc.

Allattamento materno- alimentazione equilibrata- verdure- pochi grassi etc.

Attività fisica regolare

Eliminazione delle fonti di fumo passivo- messaggi contro il fumo di sigaretta

Cura dei denti-visite regolari- fluorizzazione etc.

Vaccinazioni obbligatorie e facoltative consigliate

TABLE 2: 11 TO 24 YEARS *

PERIODIC HEALTH EXAMINATION RECOMMENDATIONS

SCREENING

Blood pressure	Each visit
Height & weight	Adolescents - calculate and plot BMI at each visit
Chlamydia screen	Sexually active non-pregnant young women ages $\leq$ 24 years
Fasting lipoprotein profile	Every 5 years in adults age 20 years or older
Hematocrit or hemoglobin	Annually for all menstruating adolescents, ages 11-21 years
Papanicolaou (Pap) test (females)	Begin at age 21 and then every 3 years.
Rubella serology or vaccination history	Females > age 12 years; Serologic testing, documented vaccination history, and routine vaccination against rubella (preferably with MMR) are equally acceptable alternatives.
Assess for problem drinking	
Screen for Obesity	
Screen for Major Depressive Disorder	Adolescents aged 12-18 years.

IMMUNIZATIONS

Hepatitis B	Age 11-12 years, if not previously immunized, and any adult seeking protection from HBV. Current visit, 1 and 6 months later.
Human Papillomavirus	Females, age 11–12 years on a 0, 1-2m, 6m schedule. Recommended for all females $\leq$ age 26 years. Minimum age for administration is age 9 years. Administer to females age 13-18 years if not previously vaccinated.
Human Papillomavirus	Males, age 9-26 years on a 0, 1-2m, 6m schedule. Minimum age for administration is age 9 years.
Influenza	Annually.
Meningococcal conjugate vaccine	Age 11-12 years and at age 13- 18 years if not previously vaccinated (MCV4 or MPSV4). Previously unvaccinated college freshman living in dormitories. (MCV4). Give booster at age 16 or 5 years after first dose.
MMR	Age 11- 18 years, if no previous second dose of MMR.
Pneumococcal polysaccharide (PPSV)	Age 19-64 years with certain risk factors based on medical, occupational and lifestyle indications. Another revaccination is recommended in 5 years.
Tetanus and diphtheria toxoids, and acellular pertussis (Tdap)	Age 11-12 years, if the recommended childhood DTP/DTaP vaccination series has been completed, and no previous Td booster received. Age 13-18 years, who missed the age 11-12 year Tdap or received Td only are encouraged to receive one dose of Tdap 5 years after the last Td/DTaP dose.
Tetanus-diphtheria toxoids (Td) Tetanus, diphtheria and pertussis (Tdap)	Td booster every 10 years; substitute one dose of Tdap for Td if not previously vaccinated with Tdap.

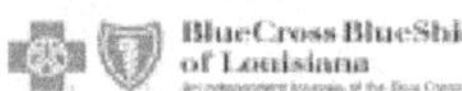

TABLE 3: 25 TO 64 YEARS*

PERIODIC HEALTH EXAMINATION RECOMMENDATIONS

SCREENING

Blood pressure	Each visit
Height & weight	Each visit
Fasting lipoprotein profile	Every 5 years
Blood glucose test	≥ Age 45 years, every 3 years
Clinical testicular exam	Every 1-3 years under age 40 years, then annually.
PSA test	Males between 50-64 years of age, discuss benefits and harms of prostate cancer screening with your physician.
Digital rectal exam	Males, ≥ Age 50 years, annually
Fecal occult blood test	≥ Age 50 years, annually
1) Sigmoidoscopy 2) Colonoscopy	1) ≥ Age 50 years, every 5 years 2) ≥ Age 50 years, every 10 years
Clinical breast exam	Females ages 25- 39 years - Every 3 years Females ages ≥ 40 years, annually
Mammogram	Females ages 35-40 years - Initial exam Females ages 40-49 years - every 1-2 years Females ages ≥ 50 years, annually
Papanicolaou (Pap) test	Females ages 25-65 years, every 3 years OR - Females age 30-65 years screening with a combination of Pap and HPV every 5 years
Central bone density measurement	Every 2 years for women with an increased 10 year risk factor.
Rubella serology or vaccination history	Women of childbearing age
Assess for problem drinking	
Screen for Depression	
Screen for Obesity	

IMMUNIZATIONS

Influenza	Annually
Pneumococcal polysaccharide (PPSV)	Age 19-64 years with certain risk factors based on medical, occupational and lifestyle indications. Another re-vaccination is recommended at 5 years.
Rubella	Females of childbearing age; Serologic testing, documented vaccination history, and routine vaccination against rubella (preferably with MMR) are equally acceptable alternatives.
Tetanus-diphtheria toxoids (Td) and Tetanus, diphtheria and pertussis (Tdap)	Td booster every 10 years. 1 dose of Tdap before age 64.
Varicella	All adults without evidence of immunity, 2 doses of single-antigen varicella vaccine 4-8 weeks after the first dose.
Zoster	Age ≥ 60 years, single dose regardless of whether they report a prior episode of herpes zoster.

CHEMOPROPHYLAXIS

Aspirin	Men aged 45-64 (heart attack prevention) and women aged 55-64 (stroke prevention) when potential cardiovascular benefit outweighs potential harm.
Discuss hormone prophylaxis	Peri- and post-menopausal women
Multivitamin with folic acid	Females planning / capable of pregnancy

COUNSELING

Injury Prevention	Diet and Exercise
Lap/shoulder safety belts	Adequate calcium intake for females
Bicycle/motorcycle/ATV safety and helmet use	Regular physical activity
Firearm Safety	Limit fat and cholesterol; maintain caloric balance: emphasize grains, fruits, vegetables
Substance Abuse	Sexual Behavior
Avoid alcohol misuse	STD prevention, avoid high risk behavior, condoms/female barrier with spermicide
Avoid illicit drug use	

Rev. 12/2012

Physical Exam	19-25 years	26-39 years	40-49 years	50-65 years	65+ years
Health Maintenance Exam (HME)	Every year	Every year	Every year	Every year	Every year
Blood Pressure[1]	Every 1-2 years	Every 1-2 years	Every 1-2 years	Every 1-2 years	Every 1-2 years
Body Mass Index[2]	At HME	At HME	At HME	At HME	At HME
Dental	Twice Annually	Twice Annually	Twice Annually	Twice Annually	Twice Annually
Height Weight	AT HME	At HME	At HME	At HME	At HME
Prostate Cancer Screening[3] (PSA/DRE)	NA	NA	Discuss with provider [3]	Discuss with provider [3]	Discuss with provider [3]
Testicular Exam /Self Exam[12]	Discuss with provider	Discuss with provider	Discuss with provider	Discuss with provider	Discuss with Provider

Screening	19-25 years	26-39 years	40-49 years	50-65 years	65+ years
Colorectal Cancer Screening [8]	NA	NA	If high risk, discuss with provider	Fecal Occult Blood Test Annually or FOBT annually with Sigmoidoscopy every 5 years or Colonoscopy every 10 years	
Depression Screening[4]	Every 24 Months	Every 24 Months	With HME	With HME	With HME
Hearing [13]	NA	NA	Discuss with provider	Discuss with provider	Discuss with provider
Ultrasound for Abdominal Aortic Aneurysm	NA	NA	NA	NA	One time in men 65 to 75 years who ever smoked [10]
Vision[5]	Every 5-10 years	Every 5-10 years	40-54 every 2 years	55-64 every 1 – 3 years	Every 1-2 years
Aspirin Therapy [9]	NA	NA	Discuss with provider	Discuss with provider [9]	Discuss with provider [9]
Screening for Alcohol and Drug Use	With HME	With HME	With HME	With HME	With HME
Human Immunodeficiency Virus [11]	One time screening, repeat screening for those at risk	One time screening, repeat screening for those at risk	One time screening, repeat screening for those at risk	One time screening, repeat screening for those at risk	Consult MD

Suggested Laboratory Tests	19-25 years	26-39 years	40-49 years	50-65 years	65+ years
Glucose[6]	If high risk	If high risk	Age 45	Every 3 years	Every 3 years
Lipoprotein Screening[7]	Only if high risk	> 35 years old every 6 years	Every 5 years	Every 5 years	Every 5 years

Counseling and Education

In general, counseling and education should be carried out at each health maintenance visit and when dictated by clinical need.

La Cartella Personale

La cartella personale del cittadino non è uno strumento di sola raccolta dati e analisi sanitaria, di patologia in particolare, ma è anche lo strumento di raccolta e analisi dei bisogni sanitari, sociali, fisiopatologici e di salute della persona. E' lo strumento base del piano individualizzato di assistenza e di rafforzamento dello stato di benessere. Segue la persona nel trasferimento ad altra SSIS.

La struttura stessa dello strumento, e le modalità con cui lo stesso viene sviluppato, consentono di offrire un supporto organizzativo e di gestione dei momenti di salute e dei fenomeni sociali a cui è obbligata la persona nel corso della propria esistenza. Strutturata in modo organico, con diversi settori indipendenti ma interdipendenti tra di loro, crea una interazione tra le esigenze clinico fisiologiche e le esigenze sociali e comunitarie che devono essere affrontate e assicurate nel corso del tempo.

Il modello organizzativo della cartella personale può facilitare di molto sia l'iter che le funzioni di controllo dello stato di salute della persona, rilevando e segnalando elementi di criticità che si manifestano nel corso del tempo, situazioni di mancato raggiungimento del risultato o di assenza di risposta adeguata alle azioni assistenziali.

Con questo strumento possono essere rilevate le mancate adesioni ad iniziative preventive o il mancato risultato alla risposta di processi terapeutici in atto.

La struttura stessa dello strumento informatico può consentire di invitare pazienti in modo attivo per la verifica delle condizioni cliniche o per interventi in ordine al controllo delle attività di prevenzione previste nei *protocolli di assistenza al cittadino (apparentemente) sano*.

Ormai non appare più un eccesso di assistenza, né un noioso rituale, la verifica regolare di parametri come la pressione arteriosa, il BMI o la misurazione di altri parametri vitali o biologici in attesa di identificare la manifestazione conclamata della malattia. Come abbiamo considerato antecedentemente, viene valutata positivamente, al fine di garantire il maggior benessere alla persona, l'identificazione delle prime manifestazioni precliniche al fine di avviare iniziative e controlli per la riduzione del carico patologico per la persona stessa, in una situazione di corretta mitigazione del rischio, onde ritardare o impedire le manifestazioni cliniche che possono scaturire dalla situazione in essere.

Ritardare anche solo di un anno la manifestazione conclamata di alcune patologie può consentire risparmi non indifferenti (la dialisi, come abbiamo avuto modo di segnalare in precedenza, ove si possa monitorare lo stato di rischio della persona ed intervenire efficacemente, potrebbe essere posticipata anche di qualche anno nei pazienti con segni di insufficienza renale se diagnosticata precocemente, con risparmi che sono quantificabili in oltre 30.000 euro all'anno, oltre ai costi individuali, familiari, sociali e lavorativi).

La gestione individualizzata e la conoscenza della persona, gli strumenti di supporto tra cui alcuni indicatori presenti nella cartella personale (farmaci consumati nel corso degli anni, attività lavorativa con fattori di rischio presenti, abitudini personali, particolari condizioni biologiche o genetiche, allergie o reazioni abnormi, etc.), possono consentire di approfondire argomenti o situazioni che, nella confusione e numerosità della propria clientela, delle problematiche esistenti, non avrebbero modo di essere rilevati e governati con la dovuta attenzione.

La conoscenza, nello specifico, della persona, con la famiglia, abitudini ed atteggiamenti, il rapporto di fiducia che di norma si crea, il valore della persona nell'intrinseco sistema relazionale, possono determinare azioni ed interventi assistenziali o preventivi altrimenti impossibili senza un rapporto personale consolidato con risultati certamente di grande vantaggio per il singolo cittadino, per la famiglia e per la comunità.

Va determinato lo sviluppo di un prodotto informatico che non rappresenti unicamente uno strumento di raccolta e di conservazione di dati, seppure molto rigorosi ed ordinati.

Deve essere uno strumento che consenta la predisposizione di interventi complessi e che possa accedere a banche dati, residenti o di servizio, a strumenti di analisi dei rischi e di informazione specifica, ad aggiornamenti automatici, con l'obiettivo di gestire azioni coerenti con lo scopo di ridurre i rischi specifici per la singola persona. Questo risultato deve essere possibile utilizzando algoritmi, costruiti mediante analisi di specificità relative, così come verrà proposto di seguito, che vadano a identificare i fattori di rischio e le possibili azioni dimostrate che diano soluzione ai bisogni specifici della persona.

Questo strumento può permettere lo sviluppo di attività utili per mantenere il più alto livello di vita e di salute per il singolo ed appare indispensabile per offrire soluzioni, o richiamare medico e cittadino a svolgere quanto utile e favorevole per ridurre le condizioni di rischio personali presenti in modo da ridimensionare gli eventuali danni che possano sopravvenire.

Il luogo di riferimento per la gestione e la conservazione della cartella personale è la SSIS. Questa scelta consente di avere a disposizione tutte le informazioni utili per la gestione socio sanitaria integrata delle informazioni sul cittadino, con l'obbligo, da parte della società di servizi, di garantire la sicurezza e la conservazione dei dati, oltre alla gestione degli stessi nei confronti di terzi. Una scheda di sintesi è sempre disponibile in caso di urgenza ed è rapidamente consultabile da chi ne abbia l'esigenza.

Gli accessi ai dati sono, naturalmente, filtrati secondo quanto previsto dalle norme sulla privacy e hanno sezioni diverse, integrabili tra di loro, ma separate, a cui possono accedere, secondo indicazioni, norme e responsabilità, i diversi soggetti coinvolti nella gestione delle risposte ai cittadini, sia nei settori sanitari che sociali, sulla base delle indicazioni dell'assistito.

Il modello di cartella personale, di documento complessivo delle esigenze ed informazioni della persona e delle diverse esigenze espresse, rappresenta il riferimento medico sociale anche per l'erogazione dei benefici a cui il cittadino ha eventualmente diritto, con la predisposizione della necessaria documentazione specifica mediante la raccolta e l'utilizzo dei dati presenti nel sistema.

Lo sviluppo e la integrazione dei documenti della cartella personale avviene automaticamente nella definizione delle competenze specifiche dei singoli e delle attività che vengono svolte nei confronti dell'assistito.

Deve contenere le informazioni, adeguatamente suddivise ed integrate, provenienti da tutti coloro che svolgono interventi in campo sociale e sanitario, escludendo dall'accessibilità alle stesse quanto espressamente non desiderato dal cittadino.

Nella storia della persona devono essere presenti informazioni sullo sviluppo fisico ed educativo integrato con le valutazioni socio psicologiche derivate dalle attività della pediatria di famiglia ed eventuali interventi del settore sociale, della salute mentale (intesa secondo quanto proposto successivamente) e socio amministrativo territoriale.

Anamnesi ed esame obiettivo, oltre la storia clinica, sono, naturalmente, essenziali, con la storia lavorativa e sociale della persona che abbia significato per le specifiche ricadute sulla salute della persona stessa.

Devono essere raccolte e inserite informazioni circa interventi formativi ed informativi effettuati in ambiente scolastico, sociale e familiare nell'ambito del percorso educativo e di sviluppo psico fisico e sociale che consentano di valutare il livello di conoscenza sugli argomenti inerenti la Protezione, la Prevenzione e la Promozione (le 3 P) della salute raggiunto da ogni singolo cittadino, azioni specifiche circa comportamenti fisiologici, fisiopatologici o voluttuari e interventi di revisione delle azioni ed attività personali di ogni singola persona o del proprio nucleo familiare o sociale allargato.

Non un grande fratello, ma una raccolta razionale ed intelligente di dati ed informazioni che favoriscano corretti e coerenti interventi sociali e sanitari a difesa della salute della persona.

La cartella clinica è, tecnicamente, una cartella orientata per problemi, con indicazioni specifiche circa situazione clinica e medico specialistica suddivisa per settore. Con questo strumento si potranno anche coordinare le informazioni utili per il riconoscimento delle opportunità assistenziali, assicurative e medico legali. La raccolta condivisa di informazioni può consentire una valutazione più semplice di situazioni che, qualche volta, non sono ben definibili per la complessità degli elementi che le compongono, in modo da offrire una risposta adeguata finalizzata ad un giusto riconoscimento di diritti e di opportunità per il cittadino assistito.

La cartella comprende le informazioni su tutti gli interventi di carattere sanitario effettuato sulla persona, comprese le vaccinazioni e le azioni di prevenzione definite secondo i bisogni, generali e specifici, della comunità.

La cartella può essere integrata e consultata anche dai diretti interessati, che possono inserire informazioni loro proprie, secondo modalità predefinite (domande chiuse con informazioni predeterminate) e inserite nella scheda con una verifica e valutazione da parte del medico, in modo da determinare anche una azione specifica di controllo sulla condizione della persona. Questa opportunità può consentire di valutare opportunamente lo stato di salute della persona ed eventualmente, il medico, può contattarlo per comprendere meglio quanto sia effettivamente accaduto.

L'anamnesi patologica e la struttura della documentazione clinica e socio sanitaria sono gestite in modo da favorire la costruzione di una banca dati in cui sono presenti specifici strumenti di valutazione comportamentale e risposte per le prestazioni che devono essere garantite ai cittadini e ritenute indispensabili. Informazioni che consentono di fare valutazioni di merito sullo stato di salute del singolo e della comunità assistita e consentono di attivare iniziative specifiche per promuovere soluzioni per problemi che si possono manifestare.

La base di gestione degli interventi sanitari deve prevedere 3 linee di azione che coincidano nella gestione organica dei diversi settori, preventiva, diagnostico- clinico-terapeutica e riabilitativa, sia fisica che psichica.

La struttura degli interventi preventivi deve tenere conto dei fattori di rischio biologici e comportamentali individuali, lavorativi e sociali. Nella cartella devono essere presenti tutti gli elementi ritenuti significativi per la sicurezza e il benessere della persona (vaccinazioni, interventi educativi ed informativi, controlli periodici, screening etc.) secondo uno schema individualizzato che consenta di ridurre i fattori di rischio individuati, creando appropriate condizioni per favorire azioni di rafforzamento psichico e fisico della persona

Nella struttura della Cartella Personale, vanno introdotti ed esplicitati i due modelli

- Preventivo (stiamo trattando anche di prevenzione secondaria e terziaria)

- Clinico con una particolare attenzione alle associazioni di patologie o allo sviluppo di complicanze

Gli interventi clinico diagnostici devono essere correlati con gli effettivi bisogni sanitari del cittadino e alla verifica delle corrette modalità di assunzione dei farmaci e degli interventi terapeutici previsti, con azioni di richiamo attivo in caso di carenza di risposta clinica adeguata da parte dell'assistito.

Con questo modello è possibile un controllo effettivo e una verifica degli acquisti e dei consumi dei prodotti farmaceutici o della effettiva esecuzione delle prestazioni diagnostiche indicate secondo le prescrizioni dei medici curanti, in modo da avere una valutazione reale del processo assistenziale e del risultato atteso.

Una attenzione centrata sul risultato e un coinvolgimento della persona assistita porta ad una maggiore attenzione ai fattori di rischio e alle azioni di promozione della salute per il singolo e per la comunità. Senza, comunque, obblighi da parte degli stessi.

La documentazioni clinica delle prestazioni e dei controlli clinici effettuati altrove, ospedali o strutture sanitarie, altre SSIS, viene inserita in modo da consentire una lettura completa e complessiva degli interventi clinici e sanitari svolti sulla persona.

La qualità delle informazioni, naturalmente, è coerente con l'obiettivo della garanzia di salute per il cittadino.

Il sistema, con significativi automatismi, informa il medico curante per condizioni o esigenze che si possono manifestare per il proprio paziente, segnalazioni di terzi (incidenti e traumi vengono inseriti tempestivamente) e i ricoveri in ospedale, salvo eccezioni, sono immediatamente segnalati alla SSIS di assistenza del cittadino.

SSIS e gestione delle risorse

Il medico manager della comunità

La spesa per gli interventi sanitari, per quanto determinata dai bisogni espressi dal singolo (o da condizioni generali della comunità), e che ha un forte impatto economico sulla comunità, ha nelle cure primarie un importante sistema di filtro, correzione e selezione.

Il costo medio per il SSN, per cittadino assistito, è di circa 1,700- 1,800 € annui. Il costo effettivo, depurato delle spese generali di gestione del sistema, è meno elevato, ma in questa proposta vogliamo dare un senso alle attività e al macro valore del sistema in sé, per cui possiamo considerare, in modo molto grossolano, un valore medio di 1,500 € per cittadino, che per una comunità di 20 000 persone comporta una spesa di circa 30 milioni di euro.

Possiamo considerare la gestione (in quota parte indiretta) di questa spesa equivalente al fatturato di una media azienda. E riteniamo che questo investimento, questa spesa, debba essere gestita con una visione manageriale e non soltanto con una opzione di intervento "a richiesta", "a consumo".

Una adeguata programmazione può consentire di valorizzare adeguatamente l'uso delle risorse e migliorare l'efficacia riducendo i costi, in una visione di sistema e non come mero multiplo di singole domande.

Abbiamo sottolineato più volte quali debbano essere le nuove modalità di finanziamento e di gestione dei servizi, che devono tendere al risultato di Salute per la comunità e, naturalmente, per il singolo.

I 30 milioni di € di budget disponibili, suddivisi per settori specifici, comportano una spesa che tende a distribuirsi secondo quanto indicato dal MEF o, in modo più articolato, dalla BDA.

Naturalmente, riordinare gli interventi e valutarne il risultato è uno degli strumenti di verifica di questo cambiamento radicale.

La ridistribuzione della spesa e il governo delle scelte preventivo- clinico assistenziali deve tenere conto del miglior coefficiente costo beneficio, costo efficacia e costo convenienza. La retribuzione delle azioni e degli interventi deve tendere, nel breve e nel medio lungo periodo a qualificare e a migliorare, in coerenza con linee tecnico scientifiche aggiornate, l'offerta assistenziale e di risultato che deve essere garantito al singolo e alla comunità assistita.

La suddivisione in quote percentuali della retribuzione, che qui viene indicata in circa il 50% come quota capitaria, il 20% per prestazioni eseguite e il 30% per risultati ottenuti, dalla copertura vaccinale alla riduzione di patologie prevenibili o di complicanze per pazienti cronici, all'uso appropriato di farmaci, all'utilizzo corretto del ricovero ospedaliero etc anche in un rapporto costo efficacia e costo convenienza più favorevole.

La quota capitaria non ha modalità particolari di erogazione se non la definizione, prioritaria, delle componenti che devono essere presenti e garantite alla propria comunità assistita e non solo le prestazioni di medicina generale o poco altro. Servizi come l'ambulatorio h24 devono avere una copertura economica garantita. Eventuali interventi particolari (prestazioni chirurgiche o prestazioni mediche complesse etc) sono inseribili nel secondo settore. Le quote retribuite a prestazione devono essere, naturalmente, prestazioni che esulano dai processi assistenziali predefiniti. La selezione deve tendere "*al completamento di un percorso*" più che ad una effettiva e unica azione di pratica clinica o strumentale che vada ad incrementare il numero delle prestazioni eseguite. La terza quota, a risultato effettivo, non è certamente una quota garantita, ma è prioritariamente orientata al riconoscimento di uno sforzo concreto ed adeguato effettuato da parte della SSIS nella "cura" e nella gestione degli interventi che riducano il *global burden of disease* della propria comunità, a costi predefiniti. Costi che devono essere rispettati, e se possibile ridotti, predeterminati rispetto alla comunità assistita e orientati alla rilettura di modelli assistenziali secondo lo schema della figura 2 esposto come modello decisionale di riferimento da perseguire. I risparmi ottenuti sono, per una quota percentuale, inseriti nel 30% del fondo retributivo finalizzato al risultato assistenziale. I risparmi ottenuti, che comunque provengono dalle minori spese specifiche, vengono investiti in interventi di sviluppo e nel rinnovamento tecnologico e informativo- telematico.

In questi anni sono stati adottati numerosi meccanismi per favorire e governare una diversa gestione degli assistiti, in particolare i pazienti cronici. Nei meccanismi operativi, protocolli di intervento e di cura del paziente, vi è l'orientamento ad una gestione regolata dei servizi con un attento controllo delle risorse impiegate. Il focus prevalente di questi protocolli è sull'uso delle risorse e dei processi assistenziali indispensabili (Pdt), in particolare di farmaci, prestazioni specialistiche e tecnologie. La tendenza, in assoluto, è stata di favorire un uso ottimale delle risorse mediche a disposizione in modo da garantire una qualità di assistenza elevata e priva di carenze valutative circa i principali parametri di rischio. Il protocollo consente di valutare e perseguire l'obiettivo del controllo e del monitoraggio delle patologie in essere. Meno è stato sviluppato nel processo di valutazione e monitoraggio delle condizioni precliniche o nel controllo dei fattori di rischio. Nel contempo non sempre è stato valutato il risultato ottenuto. Una diversa attenzione al benessere e al rafforzamento dei fattori utili per la salute come condizione di governo della condizione psico fisica e relazionale della propria comunità assistita non ha avuto lo sviluppo adeguato e la cultura specifica per poter essere promosso ed ottenere validi risultati e consolidamento scientifico.

Una considerazione viene dal modello di Hutchinson, che tratteggia, in modo coerente, il processo di malattia. Una individuazione precoce, prima del punto critico, consente di modificare in modo efficace il processo patologico. Alcune patologie hanno un lungo meccanismo di sviluppo e, nei confronti di queste, è possibile intervenire molto efficacemente. Per altre, e non dobbiamo dimenticare le condizioni di sofferenza provocate, possono essere gestite nel divenire dello sviluppo delle stesse, con una attenzione alla cura del malato secondo tutti gli aspetti psico fisici ed emozionali e i diversi valori di ognuno, a seconda del decorso del processo morboso.

L'obiettivo, nella attività del governo assistenziale, che deve essere messo in atto non può certamente che prendere avvio dalla situazione esistente, sia dal punto di vista epidemiologico che fisiopatologico locale, per poter gestire in modo opportuno ed adeguato tutti gli strumenti e le risorse, umane e tecnologiche, a disposizione del servizio con il risultato atteso della riduzione dei costi e il miglioramento dello stato di salute del singolo e della comunità.

Le linee che verranno proposte di seguito hanno l'obiettivo di offrire un quadro di riferimento nella gestione dei servizi.

Ogni SISS avrà, come citato in precedenza, un *"global burden of disease"* della propria comunità di cui farsi carico, da cui avviare azioni di miglioramento e qualificazione dei servizi.

Come possiamo considerare nella ricerca applicata alle ricadute su condizioni morbose correlate ai normali comportamenti sociali (*Healthy living is the best revenge, Ford et al.*), molte condizioni morbose che noi identifichiamo nel corso dell'esistenza hanno cause identificabili e prevenibili.

La gestione di questi fattori, se ben governati dal servizio di assistenza territoriale, possono ridurre i loro effetti dannosi. Da quanto viene evidenziato dalla ricerca, la riduzione del rischio è coniugata con fattori di base del comportamento generale della comunità. L'induzione di modifiche generalizzate e condivise nei comportamenti, l'orientamento a scelte certamente favorenti un risultato di salute è elemento di grande difficoltà sociale, in particolare se gli stimoli provengono da pochi canali tecnici e professionali.

Se la struttura delle modifiche comportamentali si attiva in modo diffuso e scientificamente corretto, senza creare obblighi né inserire azioni coercitive, con condizioni di facilitazione allo sviluppo o alla realizzazione delle azioni specifiche indicate, alcune attività o comportamenti che possono creare danno possono essere modificate in modo radicale. Un esempio che potremmo esporre senza essere tacciati da "salutisti" (è diventata una offesa cercare di evitare le malattie altrui...) riguarda la prevenzione dell'incidentalità stradale o domestica. Con pochi accorgimenti e maggiore attenzione (gestione della velocità, distanza di sicurezza, cintura di sicurezza, attenzione ai terzi trasportati, in particolare bambini, attenta valutazione dei comportamenti altrui, un atteggiamento che potremmo definire "*difensivo*") gli incidenti possono ridursi in modo significativo, anche oltre il 50% rispetto a quanto avviene oggi.

Naturalmente devono interessare l'intera comunità del territorio di riferimento.

Tale risultato favorirà un netto miglioramento delle condizioni della comunità giovanile e anziana.

Questa azione è compito della SSIS?

Nei limiti e nei modi in cui determina un risultato di salute certamente.

Il risultato finale è il benessere del proprio assistito, quali ne siano i modi e come queste possano verificarsi. Certamente non dobbiamo immaginare un ruolo esteso a qualsiasi azione umana, ma il modello e le filosofie di attenzione, quelle azioni che hanno un valore intrinseco di danno, che sono prevenibili ed hanno coerenza con le esigenze della nostra comunità, diventano target della nostra azione di promozione della salute. Così come la gestione degli incidenti domestici o le informazioni corrette su azioni specifiche che devono essere messe in atto per evitare problemi a pazienti con particolari patologie. La grande variabilità delle patologie impedisce una conoscenza organica delle azioni da mettere in atto per ogni singolo paziente, ma la disponibilità di informazioni deve diventare assolutamente diffusa e di facile reperimento.

Poter disporre di conoscenze adeguate consente al malato di affrontare con più chiarezza (e serenità) l'evoluzione di proprie patologie acute o croniche se riesce ad acquisire, da subito, le informazioni corrette per evitare che comportamenti inadeguati possano determinare danni non riparabili. La *compliance* deriva dalla convinzione circa il risultato che sarà possibile ottenere, determinato dalla capacità di persuasione e di fiducia svolta dal personale sanitario, coniugata con la sensibilità della persona ad affrontare la revisione dei propri comportamenti.

Oggettivamente cambiare non è facile, ma la valutazione dei vantaggi a fronte delle rinunce, può portare il singolo a ridurre il carico di fattori di rischio o lesivi per il proprio organismo. La mitigazione del rischio è l'obiettivo fondamentale di un sistema che conduca ad una migliore evoluzione della qualità di vita della persona.

La SSIS deve operare da sola?

Certamente no.

Qui interviene il ruolo del Distretto, che coordina iniziative e predispone azioni ed interventi specifici. Documenti e presentazioni, format scientificamente validati, in collaborazione con le diverse SSIS aziendali, vengono resi disponibili con interventi formativi, di ordine educazionale, nei confronti dei referenti e del personale SSIS che deve poi svolgere questa funzione di base nei confronti della comunità assistita, anche per singole patologie o disabilità.

La gestione del servizio onnicomprensivo, olistico, porta ad individuare un percorso assistenziale- promozionale per il rafforzamento dello stato di salute individualizzato. In particolare un piano di assistenza individuale che comprenda azioni riparative, oltre ad eventuali esigenze riabilitative e di prevenzione, protezione e promozione della salute, come abbiamo avuto modo di proporre in precedenza.

Il ruolo della SSIS quindi si "espande" nelle linee di indirizzo e di prospettiva per la singola persona valutando, condividendo e scegliendo insieme all'interessato, strumenti e modalità di mitigazione del proprio rischio individuale con piani di intervento concordati e finalizzati ad ottenere un adeguato e consolidato risultato personale.

Qualsiasi azione protettiva e qualsiasi riduzione dei fattori di rischio portano un sensibile vantaggio alla persona e alla comunità. I vantaggi sono di carattere clinico fisiologico, con una riduzione di fattori lesivi, e socio psicologici con una diversa disposizione nei confronti di azioni di facilitazione che diventano un patrimonio comune nell'ambito della comunità in cui vengono conseguiti. Vengono modificati, sostanzialmente, abitudini e modelli di pensiero. Un elevato livello di conoscenza sui fattori di rischio consente di prevenire le situazioni, o i fattori lesivi, per le quali vi siano elementi prevedibili o eliminabili preventivamente.

 La definizione di manager di comunità assume, con queste indicazioni, certamente un aspetto differente e consente di individuare un modello medico innovativo di intervento per uno sviluppo di processi positivi di rafforzamento della salute. La prevenzione primaria, così come abbiamo descritto precedentemente, rappresenta certamente uno degli strumenti che possono ridurre, anche significativamente, condizioni altrimenti non facilmente risolvibili se in fase di espressione patologica.

Il governo e lo sviluppo corretto di questo modello è, naturalmente, la fonte del cambiamento radicale delle modalità di offerta del servizio nei confronti dei cittadini.

Retribuire a risultato comporta il riconoscimento di una condizione di benessere valutata oggettivamente, in particolare sulle patologie più invalidanti, e sconvolge il nostro meccanismo di lettura mercantile, per prestazione svolta, delle attività e dei servizi. Ma i risultati vengono raggiunti mettendo in atto azioni specifiche con una modalità operativa differente, che siano di carattere educativo, preventivo o clinico.

Transitare da una condizione di franca patologia clinica ad una condizione che rende modeste situazioni di limitazione nella autonomia individuale non è certo elemento di poco conto. Certamente viene rivisto completamente il modello di intervento clinico patologico e, come per le malattie infettive, una lenta e significativa contrazione della frequenza delle patologie cronico degenerative non può che creare maggiore benessere e importanti opportunità sociali alla nostra comunità.

La formazione e gli indirizzi qualificanti della nostra comunità, oltre alla formazione specifica del personale medico ed infermieristico, consentiranno di variare in modo importante gli attuali modelli assistenziali prevalenti.

La politica del farmaco

Nello sviluppo del progetto di riorganizzazione che stiamo proponendo riteniamo che vi debba essere una grande attenzione all'uso e al consumo dei farmaci e alla spesa farmaceutica.

Vogliamo anche premettere che, come negli altri settori della organizzazione sanitaria, le valutazioni economiche dello specifico settore sono determinate in modo puntuale e specifico e non sono riferite al risultato di salute complessivo.

Questo comportamento gestionale, che scotomizza l'impianto complessivo, o meglio, che parcellizza le valutazioni, non consente di dare una considerazione ed una risposta globale al bisogno di salute (o anche soltanto di cura) del singolo e della comunità ma unicamente di considerare il rapporto costo risultato in termini generali.

Vogliamo, di seguito, elencare alcune delle criticità che riguardano l'uso e il consumo dei farmaci, senza, con questo, voler essere esaustivi.

Il primo problema, mai trascurato ma non sempre adeguatamente realizzato, è l'informazione indipendente sui farmaci. Certamente difficile da realizzare, ma per realizzarlo va avviato un processo virtuoso di riordino culturale del sistema. I finanziamenti per la ricerca delle Aziende farmaceutiche non dovrebbero essere erogati direttamente dalle Aziende stesse ma tramite una Agenzia di riferimento, anche alla luce di quanto verrà proposto successivamente. Poi va valutata, in modo approfondito e adeguatamente, con un obiettivo di interesse pubblico, l'efficacia, la gestibilità e la maneggevolezza del prodotto con qualsiasi soggetto che lo utilizzi, la sicurezza, i fattori di variabilità della risposta ai farmaci, le risposte abnormi alla somministrazione dei farmaci stessi, la garanzia di stabilità e di efficacia nel tempo, il rapporto costo beneficio. Vanno anche valorizzate la sperimentazione preclinica e clinica dei farmaci, la farmacovigilanza e la valutazione delle reazioni avverse, gli elementi specifici di farmacoeconomia, i principi di farmacoepidemiologia, gli aspetti economici della ricerca e sviluppo di nuovi farmaci, la distribuzione dei farmaci etc. anche sul campo, in modo diffuso.

Naturalmente, obiettivo del nostro lavoro è molto meno di quanto descritto in precedenza e riguarda, in particolare, le valutazioni di risultato, di efficacia e di specificità nella somministrazione delle terapie. In questo contesto diagnosi corretta e terapia efficace sono elementi simbiotici per una risposta ai bisogni della persona e, per alcuni prodotti, della comunità.

Un riferimento al valore e l'uso dei farmaci è riferibile al manifesto sui principi etici e dell'informazione scientifica sui farmaci del 2003, di cui presentiamo una sintesi nella tabella che segue.

Manifesto sui principi etici dell'informazione scientifica sui farmaci (sintesi)

Su proposta del Ministro della Salute

Gli attori, che sottoscrivono il presente Manifesto etico, concordano sui seguenti punti:

1. il farmaco rappresenta uno strumento indispensabile a preservare o ripristinare la salute

2. Il buon uso del farmaco è fondamentale per garantire il valore di cui al punto 1 e ogni distorsione o inappropriatezza clinica comunque generata circa il suo uso va contrastata con decisione, sia essa originata da scarsa informazione o da comportamenti non trasparenti.

3. I medici e i farmacisti hanno la necessità di ricevere una puntuale informazione sui farmaci in commercio e sui farmaci nuovi, così da curare al meglio i propri pazienti ed evitare possibili effetti avversi

4. Il medico utilizzerà i farmaci solo sulla base di una documentazione e di un'evidenza scientifica e non subirà pressioni di nessun altro genere che non siano quelle legate agli interessi del paziente.

5. Il farmacista si impegnerà a: informare correttamente i prescrittori e i pazienti al momento della consegna del farmaco

6. I Produttori di medicinali e le loro Associazioni, pur nel legittimo perseguimento di obiettivi di sviluppo industriale, condividono la necessità di un'informazione trasparente e scientificamente valida che aiuti il medico nell'esercizio della sua professione con la finalità unica e condivisa di giovare al paziente

7. I distributori farmaceutici e le loro Associazioni devono garantire il servizio di buona conservazione e distribuzione dei medicinali

8. Tutti i firmatari del presente Manifesto sono consci che ogni comportamento che si discosti dai punti qui sopra elencati costituisce una grave violazione degli interessi di tutti gli attori che lo sottoscrivono, un danno per i pazienti ed un'azione contraria alle finalità del Servizio Sanitario e si impegnano quindi ad operare, in base alla loro competenza e alle loro possibilità, per creare le condizioni idonee all'applicazione di questi principi e, altresì a contrastare qualsiasi comportamento non consono ai principi stessi. Le parti firmatarie si impegnano ad evitare di porre in atto rapporti che possano costituire conflitti di interesse.

Letto, firmato e sottoscritto.

ADF ANAAO Assomed ANPO ASSOFARM ASSOGENERICI CIMO-ASMD FARMINDUSTRIA FEDERFARMA- FEDERFARMA Servizi FIMMG FOFI SIFO SIMG SNAMI

Roma, 30 aprile 2003

Per dare un quadro completo del valore economico e delle problematiche che riguardano il settore del farmaco in modo esteso viene proposta la sintesi del rapporto nazionale 2011 sull'uso dei farmaci in Italia.

La spesa, globale, di oltre 26 miliardi di euro e la distribuzione capillare dei prodotti consumati non possono che far ritenere questo settore fondamentale nella gestione della salute della popolazione. Il consumo per circa 450 euro medi annui procapite qualifica questo settore come particolarmente significativo nella gestione della spesa per il settore sanitario (rappresenta poco meno del 20% della spesa generale e dei costi del sistema sanitario).

Sintesi da
L'uso dei Farmaci in Italia
Rapporto nazionale anno 2011
OSSERVATORIO NAZIONALE SULL'IMPIEGO DEI MEDICINALI
AIFA- ISTITUTO SUPERIORE DI SANITÀ

• *Nel 2011 il mercato farmaceutico totale, comprensivo della prescrizione territoriale e di quella erogata attraverso le Strutture Pubbliche (ASL, Aziende Ospedaliere, Policlinici Universitari, ecc.), è stato pari a 26,3 miliardi di euro, di cui i 3/4 rimborsati dal Servizio Sanitario Nazionale. In media, per ogni cittadino italiano, la spesa per farmaci è stata di 434 euro.*

• *I farmaci del sistema cardiovascolare, con oltre 5 miliardi di euro, sono in assoluto la categoria a maggior utilizzo. Altre categorie terapeutiche di rilievo per spesa sono: i farmaci del sistema nervoso centrale (13% della spesa), i farmaci gastrointestinali (12,9%) e gli antineoplastici (12,1%). Questi ultimi sono erogati esclusivamente a carico del SSN, prevalentemente attraverso le Strutture Pubbliche. I farmaci dermatologici (per l'88% della spesa), del sistema genito-urinario ed ormoni sessuali (60%) e dell'apparato muscolo-scheletrico (53%) sono invece le categorie maggiormente a carico dei cittadini.*

• *La spesa farmaceutica territoriale complessiva, pubblica e privata, è diminuita rispetto al 2010 dell'1,6%, ancora più marcata (-4,6%) è la riduzione di quella a carico del SSN, che nel 2011 è stata pari 12,4 miliardi di euro. La Sicilia, con 258 euro pro capite, è la Regione con la spesa di classe A-SSN più elevata, mentre quella con il valore più basso è la Provincia Autonoma di Bolzano (149 euro).*

• *La spesa privata, farmaci di classe A acquistati privatamente, classe C con ricetta e per automedicazione, è stata pari a 6.346 milioni di euro, con una variabilità regionale che va dai 64 euro pro capite del Molise ai 129 euro della Val d'Aosta. La spesa privata di farmaci di classe A, con oltre 1 miliardo di euro, cresce del 21% rispetto al 2010.*

• *Il consumo farmaceutico territoriale di classe A- SSN aumenta dello 0,7% rispetto all'anno precedente: ogni mille abitanti sono state prescritte 963 dosi di farmaco al giorno, nel 2000 erano 580. .*

• *La prescrizione di farmaci equivalenti, che all'inizio dell'anno 2002 rappresentava il 13% delle DDD/1000 abitanti die, costituisce nel 2011 oltre metà delle dosi.*

• *I farmaci con nota AIFA continuano a rappresentare meno di un terzo della spesa e circa un quinto delle dosi, con una certa disomogeneità tra le Regioni dovuta a differenti comportamenti prescrittivi e all'adozione di politiche diverse sulla distribuzione diretta e per conto dei medicinali.*

• *L'analisi della prescrizione farmaceutica nella popolazione conferma come l'età sia il principale fattore predittivo dell'uso dei farmaci: infatti la spesa media di un assistibile di età superiore a 75 anni è di circa 13 volte maggiore a quella di una persona di età compresa fra 25 e 34 anni, questa differenza diventa di 17 volte in termini di dosi. La popolazione con più di 65 anni assorbe il 60% della spesa e delle DDD, al contrario, nella popolazione fino a 14 anni, a fronte di elevati livelli di prevalenza (tra il 50% e l'80%), si consuma circa il 3% delle dosi e della spesa.*
• *La quasi totalità delle categorie terapeutiche fa registrare una diminuzione della spesa, legata a una riduzione del 6,1% dei prezzi, mentre incrementi nella prescrizione si osservano in particolare per i farmaci gastrointestinali (+2,7%), del sistema nervoso centrale (+1,1%) e del sistema cardiovascolare (+0,4%).*
• *Le statine continuano a essere il sottogruppo a maggior spesa (16,4 euro pro capite) con un aumento del 7,7% delle dosi e una riduzione del 7,1% della spesa, seguite dagli inibitori di pompa con 14,8 euro (+9% delle dosi). Importanti aumenti nel consumo si osservano per l'ezetimibe da sola o in associazione (+15%), i farmaci incretino-mimetici da soli o in associazione (+76%) e gli oppioidi maggiori (+9%).*
• *La sostanza più prescritta è, come nei due anni precedenti, il ramipril (54,4 DDD/1000 abitanti die). Altre sostanze rilevanti per consumo sono l'acido acetilsalicilico usato come antiaggregante piastrinico (43 DDD) e l'amlodipina (28 DDD). Alti livelli di esposizione nella popolazione si osservano per l'associazione amoxicillina+ acido clavulanico, l'acido acetilsalicilico e il lansoprazolo con una prevalenza d'uso rispettivamente del 17%, 8% e 7%.*
• *La spesa relativa ai farmaci erogati attraverso le Strutture Pubbliche (ospedali, ASL, IRCCS, ecc.), pari a 7,5 miliardi di euro, rappresenta oltre un quarto della spesa complessiva per farmaci in Italia nel 2011. La variabilità regionale della quota di spesa per questi farmaci è compresa tra il 26% della Sicilia e il 36% di Toscana e Basilicata. Questo dato riflette anche diverse possibili scelte nelle modalità di distribuzione di alcuni farmaci (distribuzione diretta).*
• *Il maggior livello di spesa riguarda i farmaci antineoplastici e immunomodulatori (45,9 euro pro capite; -1% rispetto al 2010), gli antimicrobici per uso sistemico (24,1 euro; +7,9%) e gli ematologici (20,1 euro; +11,7%). Gli immunosoppressori biologici (compresi anti TNF alfa e inibitori dell'interleuchina) costituiscono la categoria terapeutica con la spesa più elevata con 10,4 euro pro capite, seguiti dagli anticorpi monoclonali ad uso prevalentemente onco-ematologico (9,6 euro), dagli antivirali anti HIV (9,1 euro) e dalle epoietine (6,2 euro).*

Appare ovvio che la somministrazione corretta dei farmaci e un comportamento ben orientato alla soluzione dei problemi del singolo e della comunità devono essere lo strumento fondamentale della politica dell'uso di questo importante strumento terapeutico.

Le tante e costanti indicazioni sulle modifiche strutturali e organizzative del servizio sanitario nazionale che si sono succedute in questi anni hanno determinato molti stimoli al cambiamento ma non hanno comportato significative modifiche, se si escludono le limitazioni determinate dalle note AIFA, nell'uso e consumo dei farmaci stessi.

La rilettura attenta, e critica, di molte scelte avvenute negli anni passati danno ragione della situazione di discreta confusione in cui ci troviamo attualmente. Le norme sulla organizzazione e sulla rete della distribuzione dei farmaci sono un ulteriore elemento che determina non pochi problemi al sistema, in particolare in una prospettiva futura. Il settore farmaceutico è stato, costantemente, nel corso degli anni, elemento critico e di difficile gestione economica, nella importante dimensione strutturale e di servizio, e persino etica.

Non vogliamo citare i numerosi e significativi problemi avvenuti nel corso del tempo e neanche comportamenti inopportuni che si sono succeduti e ripetuti costantemente e che, purtroppo, appaiono difficili da eliminare completamente. Solo una modifica sostanziale del modello e delle modalità di governo del settore può determinare un meccanismo di corretto utilizzo e consumo di questo presidio fondamentale per la cura e restituire coerenza e trasparenza alle azioni specifiche di tutti gli attori del SSN.

La revisione del modello di retribuzione delle attività sanitarie (quota capitaria- prestazioni- risultato) possono diventare e creare lo stimolo per qualificare e migliorare la prescrizione e i risultati terapeutici.

In particolare il rapporto costo beneficio e costo efficacia sono elementi fondamentali della scelta corretta e utile per i bisogni dei pazienti. La valutazione del costo di convenienza per sviluppare adeguati meccanismi di scelta negli interventi di carattere sanitario può modificare, anche in modo sostanziale, alcuni fattori e orientamenti alla spesa e alla selezione delle azioni specifiche che devono essere sviluppate, come interventi innovativi e possibili, non soltanto terapeutici (farmacologici o meno- riabilitazione etc.) ma comunque efficaci, come l'attivazione della "ricetta verde", che abbiamo descritto in precedenza.

Questo modello è certamente innovativo e a basso impatto economico per il servizio sanitario. E' uno strumento utile a prescrivere comportamenti adeguati e corretti a fronte di condizioni di rischio o francamente patologiche (scarsa attività fisica, fumo di sigaretta, obesità, alimentazione scorretta, patologie croniche con determinanti noti, etc.). Se viene utilizzato come strumento di rafforzamento o consolidamento dello stato di salute dei cittadini, diventa utile anche per assistiti affetti da patologie acute o cronico- degenerative, e può costituire strumento qualificante del miglioramento dello stato di salute, con un giusto contenimento nel consumo dei farmaci quando non strettamente indispensabili.

A fronte delle diverse opportunità e opzioni possibili, l'obiettivo che vogliamo raggiungere è attivare nuovi meccanismi gestionali che facilitino una revisione dei comportamenti prescrittivi, finalizzati a garantire un più elevato e migliore risultato in termini di rapporto costo efficacia, di budget impact, di efficacia clinica (*efficacy*) e di specificità pratica (*effectiveness*).

Attualmente prevale la cultura dei protocolli diagnostico terapeutici e delle linee guida, che hanno particolari vantaggi ed affidabilità nella regolazione della gestione delle attività cliniche e nella continuità assistenziale, seppure vengono scarsamente identificati gli elementi di criticità che comunque comportano, come abbiamo già indicato precedentemente.

La standardizzazione è uno strumento di alto valore tecnico e scientifico ma nel processo assistenziale clinico noi dobbiamo tenere conto della variabilità del paziente che dobbiamo trattare. A fronte di un modello clinico predefinito non abbiamo la coincidenza del paziente che abbia le stesse specifiche peculiarità patologiche sulle quali stiamo intervenendo. Oltre alle differenze di genere, che comportano reazioni di per sé significative, abbiamo le variabilità individuali e delle condizioni patologiche stesse, della situazione temporanea personale, sia in termini economici, comportamentali, nutrizionali, psicologiche che sociali etc. Molto spesso, e nel divenire questa tendenza si svilupperà ulteriormente, vi è una condizione di polipatologia che prevale nel singolo soggetto, in particolare nell'età avanzata, dove sorgono ulteriori problemi collegati alla fragilità bio-fisiologica tipica della

persona anziana e alla diversa reattività ai farmaci, alla biodisponibilità e alla interazione

con comportamenti differenziati (modifiche nella alimentazione, riduzione nella assunzione

di liquidi, ridotta attività fisica etc.) rispetto al proprio passato.

Le definizioni che seguono sono utili per identificare i modelli attualmente prevalenti e le

opportunità che possono derivare dall'utilizzo di questi strumenti clinico organizzativo

gestionali.

> *I percorsi diagnostico terapeutici sono lo strumento organizzativo che integra le risorse tecniche e professionali necessarie alla continuità di svolgimento del processo di cura dei pazienti, al fine di ottenere un risultato di alto standard qualitativo sia nelle dimensioni tecnico-professionali che nei tempi di risposta complessivi.*
> AZIENDA OSPEDALIERO-UNIVERSITARIA DI PISA

Cosa sono le Linee Guida

(Tratto e rielaborato da Plebani M., Trenti T. Linee guida e audit: strumenti di Governo Clinico nell'organizzazione sanitaria. In:
Plebani M, Trenti T. eds. Praticare il Governo Clinico: qualità, efficacia e professionalità in Medicina. Torino: Centro Scientifico
Editore, 2002 pp. 2354)
La definizione più nota di Linee Guida è quella formulata dall'*Institute of Medicine* nel 1992 che le definisce come *"raccomandazioni sviluppate in modo sistematico per assistere medici e pazienti nelle decisioni sulla gestione appropriata di specifiche condizioni cliniche"*. Il termine linea guida è spesso usato in modo impreciso e scambiato con altri quale, protocollo, standard, procedura e percorso diagnostico terapeutico. In modo sintetico per "protocollo" si indica uno schema di comportamento predefinito nell'attività clinico diagnostica, descrivendo una rigida sequenza di comportamenti, come avviene nel caso della sperimentazione di farmaci o nel campo della ricerca. E' un documento dove si formalizza la sequenza delle azioni che debbono essere fatte per conseguire l'obiettivo dato. Il termine "standard" si riferisce a valori espressi da un indicatore con cui di definisce la frequenza di attività o di servizi resi o le performances dell'intervento individuato con l'utilizzo di una scala come misura di riferimento. Questo termine ha un significato normativo associato ad un giudizio esplicito di qualità dell'assistenza. La "procedura" è un insieme di azioni di carattere professionale finalizzate all'obiettivo prefissato ovvero una sequenza di azioni definite in modo più o meno rigido che descrivono singole fasi di processo per uniformare attività e comportamenti riducendo la discrezionalità del singolo. Il "percorso diagnostico o terapeutico" è la descrizione di interventi medici od infermieristici nella loro sequenza cronologica, messi in atto nell'ambito di una specifica patologia, per conseguire il massimo livello di qualità con i minori costi e ritardi nel contesto organizzativo nel quale si opera.

Senza voler analizzare l'argomento oltre misura, crediamo che in un sistema come lo

stiamo descrivendo sia indispensabile tenere conto di alcuni elementi che, se non inficiano il sistema stesso, quantomeno lo rendono degno di attenzione e approfondimento, in particolare nel settore terapeutico.

E non stiamo discutendo sul protocollo utilizzato, ma sui risultati dello stesso secondo una azione di analisi ed approfondimento che debba vedere una particolare attenzione alla persona coinvolta, alla personalizzazione dell'intervento e, in particolare, alla cura della singola persona per tutti i suoi bisogni effettivi.

Il modello di intervento che stiamo proponendo, un modello olistico, che altro non è che la cura attenta nei confronti dei bisogni effettivi del paziente, è, nei meccanismi di gestione, un processo di sorveglianza e monitoraggio dello stato di benessere e dei risultati clinici tangibili, soggettivi ed oggettivi.

Potremmo rappresentarlo come un meccanismo di analisi specifica orientata al risultato clinico più adeguato e condiviso per la singola persona.

Per sviluppare quanto proponiamo, con i necessari aggiustamenti e relative valutazioni, noi poniamo il nostro lavoro assistenziale come un approfondimento e una analisi di specificità della risposta complessiva ai bisogni presenti.

Con i necessari distinguo per complessità e durata dei processi clinico patologici, dobbiamo valutare e condurre il nostro intervento con la logica e il rigore di un modello scientifico, con la gestione dei singoli casi con un piano assistenziale individuale, potremmo dire "*come in un modello sperimentale caratterizzato dalla somministrazione di un trattamento e dalla valutazione dei suoi effetti*".

La somma di tutti gli interventi, nei fatti, ci pone a valutare molte variabili che sono espresse nel gioco della gestione della assistenza e possono condurre ad identificare elementi facilitatori o limitanti il risultato che poi noi potremmo inserire (o eliminare) dai nostri processi assistenziali.

Come abbiamo già segnalato in precedenza, il nostro obiettivo è preordinare, valutare ed ottenere che tutto venga svolto nel modo più efficace per creare benessere alla Persona.

In particolare, per valutare l'efficacia terapeutica di un intervento, come già accennato in precedenza, oltre all'efficacia teorica del farmaco (*efficacy*), noi dobbiamo evidenziare il risultato clinico (*effectiveness*), l'efficacia assistenziale (miglioramento dello stato fisico e psichico della persona con la riduzione o eliminazione dei sintomi e delle sofferenze determinate dalla patologia in atto), con la prospettiva della eliminazione o della riduzione della condizione patologica e delle possibili complicanze o recidive. A questi sintomi noi possiamo associare il controllo e l'identificazione dei fattori biologici da modificare e quindi valutare l'efficacia dei farmaci quanto siano effettivamente in grado di determinare una modifica sostanziale delle variabili biologiche coinvolte (ad es. pressione arteriosa- glicemia- parametri funzionali etc.).

Naturalmente la terapia corretta è esito di una diagnosi valida e confermata nel tempo.

Nei fatti, stiamo prospettando, con le debite modifiche e considerazioni specifiche, che, in un sistema complesso ed orientato al risultato, il lavoro di assistenza venga, interamente, valutato nel processo diagnostico e terapeutico in tutte le sue componenti, considerando le possibili condizioni di confondimento presenti (dalla mancata adesione al protocollo terapeutico da parte del paziente alla inefficacia della terapia per numerosi e complessi motivi etc.).

Lo strumento di valutazione deve essere naturalmente confacente all'attesa e tecnicamente di alto profilo scientifico.

Un modello a cui possiamo riferirci, con le dovute modifiche e integrazioni, è lo *studio osservazionale,* che, nelle considerazioni che abbiamo posto in premessa, può rappresentare lo strumento che garantisce una attenzione al risultato del singolo e ne valuta l'aderenza alle proposte assistenziali che devono essere preordinate (con un piano individualizzato), supportato da una struttura informativa di alto profilo tecnico e gestionale che tenga conto delle diverse variabili che possono svilupparsi nei processi assistenziali.

In coerenza con questo sistema, l'adozione del modello di retribuzione per risultato clinico e di salute induce una particolare attenzione alla gestione corretta dei bisogni clinico assistenziali del paziente e induce scelte coerenti con le effettive necessità, costruendo un meccanismo di valutazione e di controllo di elevato livello qualitativo, di efficacia, organizzativo e gestionale.

Di seguito specifichiamo alcune delle caratteristiche di questo strumento di studio e di ricerca, che va inserito in un percorso assistenziale che valorizzi la situazione clinica e di salute della persona interessata. Naturalmente va adottato il metodo e non, obbligatoriamente, l'intero impianto.

Norme di Buona Pratica clinica degli studi Osservazionali

Per **studio osservazionale** si intende la rilevazione e l'analisi di dati inerenti la patologia (fattori di rischio, eziopatogenesi, incidenza, prevalenza, morbilità, mortalità), la metodologia diagnostica ed i trattamenti terapeutici utilizzati routinariamente, escludendo dal protocollo di studio qualsiasi intervento sperimentale, e senza modificare la pratica clinica corrente (selezione dei soggetti, somministrazione di prodotti medicinali, indagini diagnostico-strumentali, follow-up). Sono quindi inclusi sia gli studi centrati su problemi e patologie nel cui ambito i medicinali sono prescritti nel modo consueto conformemente alle condizioni fissate nell'autorizzazione all'immissione in commercio sia gli studi nei quali non è prevista l'utilizzazione di farmaci.

Si precisa inoltre che il D. Lgs. 211/03 Art. 2 lettera c) e la Circolare del Ministero della Salute n. 6 del 02/09/02 definiscono la **sperimentazione non interventistica** (studio osservazionale) con la seguente terminologia: *"Studio nel quale i medicinali sono prescritti secondo le indicazioni dell'autorizzazione all'immissione in commercio. L'assegnazione del paziente a una determinata strategia terapeutica non è decisa in anticipo da un protocollo di sperimentazione, ma rientra nella normale pratica clinica e la decisione di prescrivere il medicinale è del tutto indipendente da quella di includere il paziente nello studio. Ai pazienti non si applica nessuna procedura supplementare di diagnosi o monitoraggio e per l'analisi dei dati raccolti sono utilizzati metodi epidemiologici."*

SIGNIFICATO DEGLI STUDI OSSERVAZIONALI

Gli studi clinici osservazionali in particolare consentono di misurare i bisogni di salute della popolazione, di valutare la qualità delle cure sanitarie, di definire le modalità di impiego dei farmaci:
- Studi di ricerca sanitaria

    - Misura dei bisogni di salute: epidemiologia descrittiva delle malattie,
    - Valutazione della qualità delle cure: ricerca di esito,
    - Valutazione dei processi decisionali sanitari;

- Studi di farmacoutilizzazione.

- *Studi prospettici:* le informazioni sono generate al tempo di avvio dello studio e successivamente ad esso.

ASPETTI SCIENTIFICI DELLO STUDIO

Ogni studio clinico osservazionale deve prevedere:
- Un appropriato e documentato razionale di studio;
- Uno o più obiettivi di interesse scientifico un protocollo di studio;
- Una scheda per la raccolta dei dati;

Protocollo

Ogni studio clinico osservazionale deve avere un protocollo scritto sulla base di quanto segue:

- Titolo descrittivo, codice assegnato dallo sponsor, data della versione finale del protocollo;
- Nome e indirizzo dello sponsor;
- Denominazione del centro coordinatore;
- Introduzione con una sintetica analisi della letteratura sull'argomento dello studio;
- Razionale;
- Obiettivi;
- Disegno;
- Popolazione (tipo di soggetti, luogo dove reclutare tali soggetti, eventuali criteri di selezione);
- Dimensione del campione e sua giustificazione;
- Strumenti utilizzati per raccogliere i dati, con informazioni sulla loro validazione (quando applicabile);
- Definizione degli eventuali fattori di confondimento noti e accorgimenti adottati per evitare distorsioni;
- Descrizione della gestione dei dati (sistemi di raccolta, trasmissione, verifica, editing dei dati);
- Metodi per l'analisi dei dati. L'analisi deve specificare tutti i passaggi principali che portano dai dati grezzi all'elaborato finale;
- Aspetti etici: dichiarazione che non vi sono rischi fisici, psichici e sociali nelle procedure che saranno seguite nella ricerca, richiesta di rilascio del consenso informato scritto da parte dei soggetti coinvolti, richiesta di autorizzazione all'utilizzo dei dati personali, dichiarazione che il protocollo sarà sottoposto ad approvazione di un comitato etico di riferimento prima di iniziare la ricerca;
- Aspetti organizzativi: fasi della ricerca, tempi di esecuzione e di completamento;
- Riservatezza dei dati;
- Proprietà dei dati;
- Bibliografia.

Scheda Raccolta Dati

Ogni studio clinico osservazionale deve avere una Scheda per la Raccolta dei Dati, in formato elettronico o cartaceo.

Gli **Studi Osservazionali** e gli studi sugli esiti (*outcome research*) offrono l'opportunità di arricchire e completare i risultati della sperimentazione clinica con informazioni strategiche tratte dalla normale pratica medica, con particolare focus sugli outcomes clinici (*effectiveness e safety),* economici ed umanistici.

Il campo di applicazione degli studi osservazionali è molto ampio: possono essere condotti sul farmaco/dispositivo per determinare l'efficacia nella pratica clinica, vengono condotti per misurare i bisogni di salute della popolazione (epidemiologia descrittiva delle malattie), per valutare la qualità delle cure sanitarie (ricerca di esito e valutazione dei processi decisionali sanitari), per definire le modalità di impiego dei farmaci (farmacoutilizzazione)

Come per gli studi clinici randomizzati anche negli studi osservazionali devono essere definiti in modo univoco e coerente le motivazioni e le ipotesi di ricerca, le finalità e le attese dello studio, le procedure di attuazione del progetto, i criteri di analisi statistica e di interpretazione dei risultati oltre agli aspetti etici.

Per attivare e realizzare un progetto di questa portata, considerato l'elevato impegno e valore, anche scientifico, di questo modello, è necessario strutturare un impianto organizzativo che sia in grado di offrire un supporto tecnico e di gestione degli interventi, e la relativa valutazione di specificità, offrendo, nel contempo, un plus valore certo all'utilizzo dei farmaci.

La ricerca osservazionale è complementare alla ricerca sperimentale nella definizione delle strategie terapeutiche da adottare nella pratica clinica. La gestione di questa attività e le azioni di sviluppo degli interventi, la valutazione e le indicazioni di merito per un corretto utilizzo dei farmaci necessita di essere sostenuta da una struttura tecnologica rigorosa e scientifica di alto profilo, che consenta di creare un corretto flusso di informazioni e di valutazioni specifiche tra clinici e centro di riferimento aziendale, in modo da favorire il risultato più opportuno nel rapporto costo efficacia e quindi poter gestire i dati disponibili per migliorare la qualità dell'offerta e dell'utilizzo dei farmaci e degli strumenti terapeutici disponibili. Possiamo attenderci una rilettura delle azioni efficaci e combinare profili terapeutici con profili personali e assistenziali meglio definiti.

Questa struttura è, naturalmente, orientata a valutare l'uso dei farmaci e dei prodotti che possono avere una azione terapeutica nell'intero ambito aziendale (territorio e ospedali), anche per determinare linee di indirizzo e di scelta più opportune nella specifica situazione clinico epidemiologica territoriale, con particolare attenzione ad alcuni farmaci specifici come possono esserlo, per esempio, gli antibiotici.

La struttura, che possiamo individuare come "Servizio di Epidemiologia e Farmacologia Clinica", agile e non come struttura sovraordinata e incombente, potrà essere riferimento e strumento di supporto e guida per azioni di valutazione e identificazione di percorsi che possano favorire una adeguata ed efficace risposta ai bisogni sanitari manifestati e alle scelte ed interventi da valutare e promuovere in ambito assistenziale.

Il Servizio di Epidemiologia e Farmacologia Clinica

La struttura del Servizio di Epidemiologia e Farmacologia Clinica ha un obiettivo più vasto, ampio e di maggiore complessità rispetto al compito, seppure particolarmente articolato e vasto, che si riverbera sull'intera attività, ed è strumento di lettura dei risultati e delle modalità operative che lo qualificano, con un elevato grado di precisione oltre ad essere strumento di valutazione del sistema e dei risultati.

L'attività, oltre alla specificità dei risultati, è fondamentale per la rilettura e lo sviluppo delle linee formative e assistenziali derivate dalle analisi e dalle criticità rilevate. Il servizio contribuisce, pertanto, alla promozione della salute, alla riduzione del carico sociale ed individuale delle malattie nella popolazione e alla valutazione degli interventi assistenziali e preventivi mediante la ricerca, la formazione e l'educazione con

- Indagini multidisciplinari per valutare i determinanti delle malattie a più elevata frequenza
- Identificazione di efficaci e attuabili strategie preventive
- Attività di ricerca sul campo
- La valutazione dell'appropriatezza ed efficacia degli interventi sanitari, mediante modelli di studio osservazionali e con disegni sperimentali
- La ottimizzazione delle terapie farmacologiche e nel miglioramento della appropriatezza prescrittiva nei confronti del cittadino inteso come singolo paziente e come comunità.
- il supporto alla ricerca e sperimentazione in medicina generale

Il servizio svolge attività di farmacovigilanza e farmacoeconomia tese al miglioramento della sicurezza d'uso dei farmaci insieme ad un uso razionale che ne ottimizzi l'efficacia contenendo il costo mediante

- Controllo sull'uso dei farmaci per mezzo della analisi dei consumi

- Lo sviluppo della attività delle Commissioni per il prontuario terapeutico per la stesura del Prontuario Unitario Aziendale territoriale, reciprocamente coerente e in continuità con il Prontuario Ospedaliero

- La stesura di protocolli di cura per patologie rilevanti dal punto di vista economico, con valutazione dei risultati prescrittivi e clinici

- La valutazione dei fallimenti terapeutici e l'approfondimento tecnico sui singoli casi

- Lo studio e la revisione dei comportamenti prescrittivi con particolare riferimento all'uso degli antibiotici per una gestione integrata con l'Ospedale e con il Servizio di microbiologia (per la selezione e gestione delle terapie anti infettive per la massima l'efficacia e per ridurre i rischi di resistenze batteriche territoriali ed ospedaliere)

- Supporto al Comitato Etico per lo studio dei protocolli e la predisposizione di specifici atti per una valutazione di merito e di congruità

- Supporto alla formazione del personale sanitario (farmacisti, medici, personale infermieristico, personale di supporto etc.)

- Promozione e supporto per interventi educativi e di studio per la popolazione in generale e per le comunità educative per un corretto utilizzo delle risorse terapeutiche disponibili

- un adeguato sviluppo della cultura scientifica, del modello di ricerca, in particolare sul campo e per il corretto utilizzo dei servizi sanitari, al fine di valutare adeguatamente i processi e i risultati ottenuti

Come mero esempio, riferito a quanto individuato sopra, cercheremo di offrire un modello organizzativo per lo sviluppo della attività di farmacologia clinica.

L'organizzazione e gli obiettivi

L'obiettivo principale è individuare i punti critici sui quali operare al fine di riuscire a qualificare (e contenere) la spesa farmaceutica seguendo i punti fondamentali che abbiamo individuato precedentemente.

Ulteriori punti da perseguire individuati sono:

> Rapporti con farmacie private e pubbliche per la conoscenza adeguata ed approfondita dell'effettivo consumo dei farmaci dispensati dal SSR e acquistati direttamente dai cittadini.

> Supporto alla ricerca e sperimentazione in medicina generale

> Stesura di linee guida per la corretta conservazione dei farmaci al proprio domicilio con l'obiettivo di ridurre la quantità di prodotti scaduti da eliminare

> Sviluppo di una adeguata cultura sull'utilizzo dei farmaci generici

> Educazione sanitaria finalizzata ad un più adeguato consumo di farmaci

> Educazione all'uso corretto dei farmaci

> Creazione di un Centro di informazione indipendente sul farmaco

Programma di intervento

Un minimo esempio operativo possiamo individuarlo secondo le seguenti linee operative.

- Elaborazione dei dati disponibili.

- Analisi dei consumi attuali,

- Verifica di congruenza con i dati epidemiologici disponibili (ad es. BDA (Lombardia)- banche dati cliniche- ospedaliere- ricerche specifiche- ISTAT etc.)

- Riunioni con i Medici e Pediatri di Famiglia per verificare l'appropriatezza d'uso e stendere opportuni protocolli terapeutici o linee guida condivisi

Nella valutazione è necessario affrontare in modo coordinato i vari aspetti, collegando i settori coinvolti (ospedale, medicina generale, autoprescrizione etc.) per poter offrire una risposta complessiva al problema ed avviare percorsi di miglioramento qualitativo significativo e di promozione per il buon uso dei farmaci.

Non dobbiamo dimenticare che una quota importante del consumo di farmaci sul territorio è determinato dalle scelte che vengono effettuate in ospedale, sia per diretta selezione (pazienti cronici in cura presso gli ambulatori specialistici) che come linee di indirizzo generali.

La sorveglianza dei patogeni e dei consumi di antibiotici.

Considerato che il problema è certamente significativo, appare utile, per motivi di induzione e approfondimento clinico terapeutico, attivare una commissione territoriale integrata con personale ospedaliero per il corretto uso della terapia antibiotica e della rotazione dei farmaci.

Appare evidente come la chiave del successo della prevenzione sia il consenso tra tutti gli operatori interessati.

Poche e semplici modalità operative concordate sono sufficienti per raggiungere adeguati livelli di funzionalità ed efficacia. L'analisi dei dati microbiologici e di consumo degli antibiotici associati ai dati clinici dei singoli pazienti e la ricerca del consenso nel rapporto tra colleghi, sembrano essere i cardini per ottenere un risultato qualificato.

Devono essere valutati ed analizzati i dati epidemiologici nei quali vengono evidenziate le percentuali di stipiti resistenti rispetto al totale degli stessi stipiti isolati. Tali reports devono essere integrati con quelli forniti dal Servizio farmaceutico inerenti il consumo degli antibiotici, espresso in Antibiotic Use Density (AUD).

I mezzi con i quali raggiungere gli obiettivi indicati possono riassumersi nei seguenti punti:

1. Sorveglianza continua dell'andamento delle resistenze in funzione anche dei consumi e dell'uso degli antibiotici

2. Promozione di un corretto utilizzo degli antibiotici per mezzo della stesura di linee guida terapeutiche e con un appropriato controllo dell'uso degli stessi.

3. Indicazione delle associazioni di antibiotici più idonee a prevenire l'insorgenza delle resistenze.

4. Definizione di una politica d'uso degli antibiotici con la possibilità di prevederne la rotazione o la temporanea sospensione dell'uso.

Una disamina dei probabili scenari che nei prossimi anni caratterizzeranno il panorama sanitario italiano deve tener conto di tutti gli elementi di contesto che si riferiscono alla situazione demografica, epidemiologica, dello sviluppo scientifico e dell'organizzazione dei servizi assistenziali.

Accanto ai nuovi farmaci sempre più difficili da usare compaiono pazienti altrettanto complessi da trattare. Determinanti saranno l'incremento dell'età media della popolazione col conseguente aumento delle co-morbidità, la cronicizzazione di molte malattie, le condizioni legate ad errate abitudini igienico-alimentari (ad esempio grandi obesi) e la necessità di trattamenti farmacologici multipli con un conseguente aumento delle interazioni farmacologiche. Ne deriva che la gestione delle terapie mediche sarà sempre più complessa e gravata dal rischio di un aumento dei costi diretti ed indiretti (per reazioni avverse e/o inefficacia causate da mancata appropriatezza).

L'appropriatezza terapeutica sarà quindi il tema centrale in questi pazienti per i quali test farmacocinetici e farmacogenetici saranno sempre più necessari ed utili.

Da quanto ne deriva precedentemente, sarà di grande importanza la presenza di Servizi di Farmacologia Clinica che forniscano un supporto ai servizi sanitari e ai clinici per impostare su basi razionali (farmacodinamica, farmacocinetica e farmacogenetica) le terapie farmacologiche.

La dicotomia italiana tra ospedali e università rende di fatto inesistente la presenza della farmacologia clinica in ospedale e sul territorio, sebbene proprio il territorio rappresenti l'ambito nel quale è maggiormente possibile sviluppare un curriculum farmacologico specifico.

Il governo del farmaco è un ruolo potenzialmente rilevante del Medico Farmacologo, sebbene espresso tramite strumenti differenti rispetto a quelli che caratterizzano il contesto ospedaliero. La definizione e l'aggiornamento dei prontuari richiede una solida esperienza nella valutazione delle evidenze cliniche, oltre a conoscenze riferite agli aspetti regolatori e delle normative regionali, dei percorsi terapeutici, dei relativi benefici e delle implicazioni farmaco economiche e di impatto sulla spesa sanitaria.

Al riguardo, la comparsa di terapie ad alto costo e, in prospettiva, il passaggio da una programmazione basata sulla spesa storica, ad una basata sull'integrazione di dati epidemiologici e di ricerca con dati di farmacoutilizzazione, potranno consentire di promuovere interventi rilevanti nelle ASL. In tale contesto il farmacologo medico deve partecipare per definire i percorsi terapeutici ed i trattamenti farmacologici ottimali (sia in termini farmacoterapeutici che di costo), monitorare le evidenze sul versante delle equivalenze terapeutiche e le possibili sostituibilità nell'ambito del prontuario, monitorare e ricomporre i rimborsi per i farmaci soggetti a rimborsabilità condizionata da parte delle aziende farmaceutiche alle strutture sanitarie comprese nella ASL e, non ultimo per importanza, partecipare alle commissioni HTA per garantire l'accesso dell'innovazione nell'assistenza farmaceutica nel rispetto di efficienza e sostenibilità.

Per l'attivazione del servizio si ritiene di poter individuare la seguente struttura schematica:

- ✓ Unità di base: personale medico costituito da Farmacologi Medici e da laureati in Farmacia che possano operare in modo sinergico, ognuno in base alle proprie specifiche competenze per realizzare gli obiettivi preventivati. E' previsto il possibile ricorso a consulenti esterni per problemi specifici.

- ✓ Unità di documentazione ed informazione sul farmaco: che si avvale di banche dati (es. Micromedex, Medline), riviste e libri, biblioteche virtuali etc

- ✓ Laboratorio di monitoraggio farmaci e farmacocinetica clinica.

- ✓ Convenzioni per l'utilizzo tecnologie e servizi presenti nei Dipartimenti dei Corsi di Laurea in Medicina e Chirurgia, in Farmacia o il Laboratorio di Sanità Pubblica.

Devono essere posti obiettivi di attività, al fine di contribuire all'uso ottimale dei farmaci in ambito applicativo clinico, migliorare l'efficacia e la sicurezza delle terapie farmacologiche, allocare correttamente le risorse economiche, aumentare la competenza clinica e le conoscenze scientifiche, secondo lo schema seguente.

OBIETTIVI
Avvio del Centro per l'uso appropriato dei Farmaci
Realizzazione Prontuario Terapeutico Aziendale

Valutazione andamento consumi dei farmaci
Analisi dati di consumo e di utilizzo per antibiotici, chemioterapici anti infettivi, terapia del dolore etc. con pianificazione e progettazione dei piani di intervento
Progettazione e pianificazione della redazione di un Bollettino di Farmacologia Clinica
Avvio dello studio di sorveglianza intensiva degli eventi avversi da farmaci
Farmacovigilanza: approfondimento degli aspetti di rilevanza sui casi occorsi in Azienda
Valutazione proposte di inserimento farmaci in PTA
Valutazione delle richieste di acquisti di farmaci extra prontuario
Valutazione di farmaci di nuova immissione sul mercato
Progettazione e pianificazione di intervento sul consumo di antibiotici etc.
Progettazione e pianificazione di intervento in tema di profilassi medica e chirurgica
Studio degli insuccessi terapeutici in area medica (broncopolmoniti, sepsi, ipertensione etc.).
Attività di formazione: Medici   Farmacisti   Personale infermieristico   Sia d'aula che con tecnologie informatiche
Educazione e informazione sanitaria   • Scuole e comunità in genere   • Popolazione generale   • Anziani- cronici
Supporto alla sperimentazione per farmaci in medicina generale   Valutazione e verifica dei consumi e dei risultati nella pratica clinica
Informazione indipendente
Studio e valutazione su esenzioni e note CUF

Dal 2001 in Italia, grazie al Decreto Ministeriale 10.05.2001 sulla "Sperimentazione Clinica Controllata in Medicina Generale e in Pediatria di Libera Scelta", anche i Medici operanti sul territorio possono partecipare a ricerche cliniche di fase III e IV sui farmaci e sulle strategie di cura e prevenzione delle malattie *"non richiedenti ricovero ospedaliero largamente diffuse sul territorio nei riguardi delle quali si ritengano opportune sperimentazioni controllate da condurre completamente o parzialmente in sede extra-ospedaliera"*.

Si tratta di una importante opportunità che attribuisce un ruolo fondamentale alla medicina del territorio, anche considerando che *"le attività di sperimentazione devono essere considerate come una componente qualificante dell'attività assistenziale"*. Viene così affermato dal legislatore che la ricerca e la pratica clinica sono due momenti inscindibili della professione medica a qualunque livello e non solo in ospedale.

La principale ricaduta positiva è un aumento di consapevolezza da parte dei medici operanti sul territorio nell'uso dei farmaci.

In tal modo essi non sono più semplicemente dei "continuatori terapeutici" di cure impostate in ospedale, bensì reali interlocutori degli specialisti con i quali possono collaborare nel verificare l'efficacia e la sicurezza dei medicinali. Ciò contribuisce alla valorizzazione del capitale umano da essi rappresentato.

Un altro risultato positivo è un incremento della appropriatezza terapeutica.

Spesso gli unici dati disponibili sono quelli derivanti da studi eseguiti in ospedale su pazienti selezionati in base a rigidi criteri di inclusione e di esclusione, mentre nella pratica clinica quotidiana si incontrano pazienti diversi (anziani, grandi obesi, persone affette da patologie plurime e pertanto sottoposte a politerapia, ecc.). Per tale motivo, le sperimentazioni condotte nell'ambito della medicina generale su pazienti "veri" possono produrre risultati più aderenti alla realtà, con la possibilità di essere immediatamente trasferiti a tutti gli altri assistiti con caratteristiche analoghe. Oltre la sperimentazione per nuovi prodotti terapeutici permane l'obiettivo di strumentare positivamente l'analisi e la valutazione delle terapie correnti in modo organico e continuo.

Secondo il Decreto Ministeriale un punto fondamentale è rappresentato dalla formazione attivando *"specifici corsi al fine di assicurare l'adeguata formazione* (alla ricerca clinica) *dei Medici di medicina generale e dei Pediatri di libera scelta"*.

Diventa pertanto importante che i Medici che vi partecipano sviluppino una solida competenza di tipo clinico/ sperimentale.

Tale attività si integra con la ricerca operativa e qualificata esposta nella introduzione di questo capitolo.

Non solo consumo di farmaci, ma valutazione approfondita della qualità di vita dei cittadini e supporto a scelte terapeutiche qualificate, oltre al potenziamento dello stato di benessere dei cittadini.

Benessere fisico, psichico e sociale.

Insegnando alla sua mente inconscia a recuperare le risorse perdute e a utilizzare ogni cosa necessaria per giungere al risultato volgendola nel suo positivo: l'utilizzare in modo creativo tutto ciò che è disponibile nella persona al fine di ottenere cambiamento e guarigione

Milton H. Erickson

Con l'espressione salute mentale si fa riferimento ad uno stato di benessere emotivo e psicologico nel quale l'individuo è in grado di sfruttare le sue capacità cognitive o emozionali, esercitare la propria funzione all'interno della società, rispondere alle esigenze quotidiane della vita di ogni giorno, stabilire relazioni soddisfacenti e mature con gli altri, partecipare costruttivamente ai mutamenti dell'ambiente, adattarsi alle condizioni esterne e ai conflitti interni

Definizione della Salute Mentale OMS

Educare positivamente alla gestione dei propri meccanismi relazionali e riconoscere quelli altrui consente alla comunità e ai singoli di ridurre tensioni, conflitti, potenziali errori e intensi fattori critici che creano danno e svantaggio a chi li subisce. La rilettura dei comportamenti umani, lo sviluppo della personalità e i meccanismi di gestione delle relazioni non sono strumenti innati. Le differenze di personalità sono ben evidenti, ma l'influenza della famiglia e della propria comunità è particolarmente importante.

Le differenze sostanziali nella capacità di relazione, che vengono dalle proprie esperienze personali e sono generate nel corso dello sviluppo, sono particolarmente rilevanti. Sono un elemento da individuare e da valutare nella gestione della crescita e della maturazione, non solo fisica, della Persona.

Il nostro obiettivo, il miglior livello di salute e benessere è, con una discreta variabilità secondo le diverse comunità, universalmente condivisa nella lettura ed accezione della valutazione della condizione fisica della persona.

Naturalmente la lettura del proprio benessere fisico, anche qui con variazioni nella considerazione soggettiva ed oggettiva (in particolare nella lettura del benessere di genere), ha discreti margini di variabilità personale, che possono differire per condizioni specifiche o considerazioni particolari della comunità in cui la persona vive.

Differente diventa la valutazione della condizione di benessere in ambito psichico, relazionale o sociale poiché, tanta, in particolare nella accezione di benessere sociale, e molto ampia è la variabilità nella valutazione soggettiva ed oggettiva del proprio benessere.

Diventa effettivamente molto complesso definire come si possa identificare una condizione universalmente condivisa che sia di effettiva soddisfazione per il soggetto interessato e per la comunità. La cultura, l'educazione, la religione, le abitudini, i comportamenti individuali, etc sono molto variabili già nelle piccole comunità.

In particolare, In questa sfera di valutazione emozionale, il benessere personale potrebbe essere spesso raggiunto a scapito di interessi specifici altrui. La sensibilità e soggettività della condizione è tale per cui individuare un minimo comun denominatore del benessere mentale e sociale non è facilmente definibile e ancor meno riconosciuto universalmente.

In questo contesto magmatico vorremmo comunque costruire una struttura organica che consenta, nella difficoltà che abbiamo accennato, di promuovere interventi che permettano di sviluppare benessere e una condizione di migliore e più completa socializzazione.

Vogliamo, nei limiti ristretti della nostra proposta, con una relativa approssimazione, valutare come ridurre i fattori di rischio e di danno che sopravvengono nel corso della crescita, dello sviluppo e della formazione delle persone, in quanto singoli e come comunità, in ambito psicologico e sociale. Mitigare i fattori di rischio e gli elementi critici che si manifestano e si sviluppano nel corso della vita di ogni individuo è, anche qui, un obiettivo complesso, ma appare essere meno complesso che condividere un modello comune di benessere psicologico e sociale.

Non è poca cosa neanche questo argomento e certamente avremo, nella presentazione e nell'approfondimento delle proposte, una linea preordinata di azione. Linea che tenda, durante la crescita, a ridurre i rischi o i fattori di rischio che possano determinare l'esigenza di un intervento clinico o socio sanitario connesso all'insorgenza di fattori lesivi della salute psico socio relazionale della persona.

La salute come benessere e non solo come assenza di malattia è la somma di molteplici e validi elementi di bene-essere tra cui alcuni per i quali è molto complesso e difficile dare un valore, positivo o negativo che sia, in quanto sono un bene con una valutazione e un riconoscimento del tutto soggettivo o comunque influenzato dalla comunità in cui ognuno di noi è inserito. Tanto da apparire in contrasto tra di loro se interpretati secondo meccanismi o schemi differenti, anche nell'ambito della medesima comunità.

Concetti come tolleranza o giustizia, rispetto o riconoscimento di reciproci diritti non sempre coincidono con gli interessi o gli obiettivi dei singoli o di intere comunità.

Crediamo che richiamarsi alle indicazioni sui Diritti dell'Uomo dell'ONU possa già dare un riferimento sui principi a cui fare riferimento. Integrare gli stessi con alcune linee che possano consentire un adeguato sviluppo personale e sociale può essere l'elemento intorno a cui costruire una proposta per ridurre rischi e sofferenze determinati dalla nostra struttura comunitaria in generale e dei rapporti tra singole persone in particolare.

<table>
<tr><td>

Dichiarazione dei Diritti dell'Uomo- ONU (sintesi)

</td></tr>
<tr><td>

- Società più solidale
- Sviluppo corretto del bambino ed educazione commisurata ai suoi bisogni
- Creazione di un clima personale e familiare che consenta una crescita serena in un ambiente eticamente e socialmente adeguato
- Sviluppo di una conoscenza corretta ed adeguata delle esigenze individuali per garantire un equilibrio psicologico, fisico e sociale
- Inserimento corretto e coerente con le esigenze personali e familiari nel proprio contesto sociale e ambientale
- Pari opportunità per tutti
- Ammodernare la protezione sociale
- Promozione della valorizzazione della diversità e sviluppo sociale per garantire la non discriminazione
- Parità uomo donna
- Efficacia delle politiche per promuovere la coesione sociale
- Attenzione verso i più deboli, i bambini e le famiglie in difficoltà
- Integrazione sociale
- Attivazione di servizi che garantiscano opportunità di continuità lavorativa
- Conciliazione vita/ lavoro
- Prevenzione delle problematiche psicologiche e fisiche legate al concepimento, alla gravidanza, al parto e alle esigenze psicologiche per la madre ed il bambino
- Contrasto alla violenza domestica

</td></tr>
</table>

Questi sono alcuni dei punti su cui attivare una iniziativa organica e puntuale su un argomento di grande valore sociale come lo *Sviluppo della Famiglia* nel suo significato più esteso.

La nostra è una mera linea di indirizzi che cerca, circoscrivendolo, di dare significato al modello del lavoro da sviluppare, per le evidenti opportunità che possono essere tratte per le diverse e più complesse esigenze che ne possono derivare.

Possiamo descrivere, in questa nostra breve sintesi, che i comportamenti sono determinati da una interazioni di fattori che comprendono la cultura prevalente della comunità in cui la persona è inserita (positivamente o negativamente) e in cui si riflettono i valori prevalenti acquisiti ed accettati. Una rappresentazione grafica del modello comportamentale e di sviluppo è quella che segue, con tutti i limiti che la stessa può riconoscere nella descrizione dello sviluppo della personalità, con le influenze sociali che le stesse hanno nella determinazione della personalità e dei comportamenti e individuali e sociali.

Figura 41

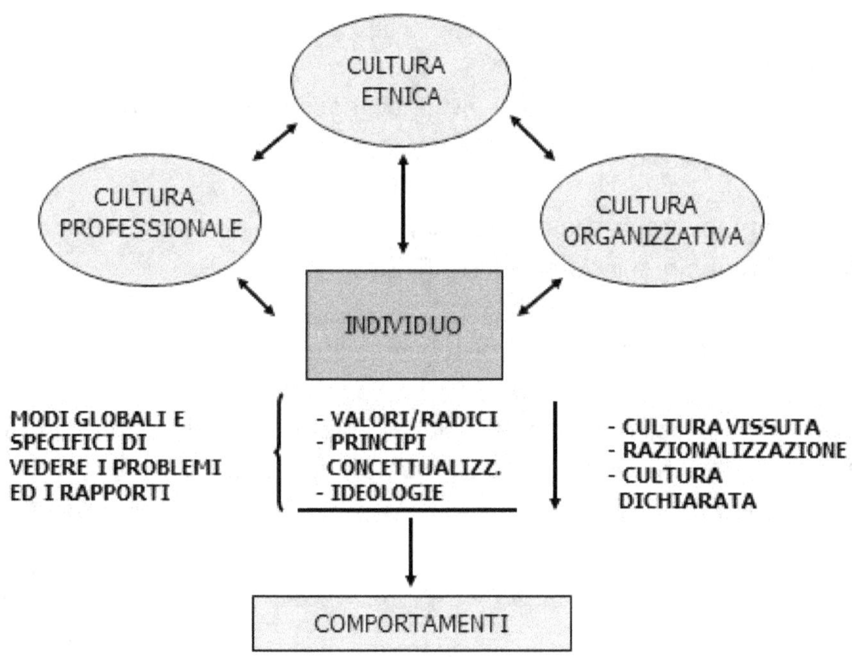

Approfondire le valutazioni e i meccanismi secondo la psicologia dello sviluppo è di fondamentale importanza per consentire una adeguata costruzione di interventi che permetta lo sviluppo, in modo equilibrato, della personalità dell'individuo.

Per evitare una lunga analisi, come abbiamo accennato all'inizio, vogliamo identificare azioni specifiche che possano, nei limiti di un intervento tecnicamente realizzabile, ridurre in modo significativo il danno dei singoli nel processo di crescita e di sviluppo, nell'ambito della propria comunità. E attivare in modo alternativo l'utilizzo dei servizi sanitari e socio sanitari, attualmente orientati per interventi "riparativi", a fronte di opportunità di rafforzamento che possiamo immaginare possibili e particolarmente utili che possono condurre ad una limitazione del danno, determinata da una inadeguata azione nel corso dello sviluppo personale.

Dobbiamo rileggere i meccanismi di offerta- proposta delle nostre strutture socio psico sanitarie in modo da individuare interventi e modalità operative che potrebbero creare condizioni di particolare facilitazione relazionale e sociale.

In particolare il nostro impegno di rilettura del sistema si pone nel modello "famiglia" su cui sono fondati i servizi offerti ai cittadini.

Di tutta evidenza possiamo considerare, come esempio, anche per la denominazione relativa, l'attività socio sanitaria individuata come "consultorio familiare".

Sono meno evidenti, per le modalità di offerta e di servizio, altre strutture come i servizi per la prevenzione e la cura delle dipendenze, di neuropsichiatria infantile e di psichiatria adulti, che vengono inseriti in un modello di "salute mentale", che non è sempre ben espresso o esplicitato adeguatamente. Spesso è estrinsecato come intervento clinico nei confronti del singolo, individuato in quanto prevalentemente *paziente*.

Per favorire la comprensione dei meccanismi di soluzione del problema, vogliamo costruire una evidenza operativa per via "retrograda" con una destrutturazione degli elementi critici che si pongono nel corso dello sviluppo della persona.

Si ritiene, con questa rilettura del sistema, che individuare nella devianza o negli elementi critici determinati da condizioni specifiche che possono determinare la devianza, ci siano i processi da depotenziare e, se possibile, da destrutturare nell'ambito della nostra comunità, per ridimensionare il fenomeno stesso e consentire uno sviluppo adeguato e coerente con gli effettivi bisogni della persona stessa.

Nel contempo vanno attivati interventi di rafforzamento dello sviluppo della personalità.

Alcune condizioni esistenti sono certamente difficili da risolvere, ma è proprio per l'estrema criticità delle condizioni in essere che dobbiamo costruire un sistema che consenta di ridimensionare i fattori di rischio e le condizioni che creano le prospettive di disagio e di danno per il singolo e per la comunità stessa promuovendo interventi che evitino azioni collusive che rafforzano la devianza patologia.

Una corretta e coerente azione di gestione dei bisogni, integrata in un sistema di rete dei servizi, che consenta una revisione, seppure moderata, dei ruoli delle diverse componenti coinvolte e che produca un monitoraggio delle condizioni del singolo e della comunità, individuando precoci sintomi di malessere individuali e familiari, può consentire di ridurre l'accesso e l'utilizzo dei servizi "assistenziali terapeutici".

La scheda che segue rappresenta una sintesi delle criticità sociali, in modo da poter consentire di costruire una organizzazione che sia in grado di ridurre o controllare i fattori di rischio, di intervenire precocemente, modalità che può ridurre in modo consistente gli interventi clinici e assistenziali.

Figura 42

Relazioni tra pratiche familiari, fattori critici e comportamento antisociale dei figli

(da Patterson G.R., Coercive Family Process, 1982)

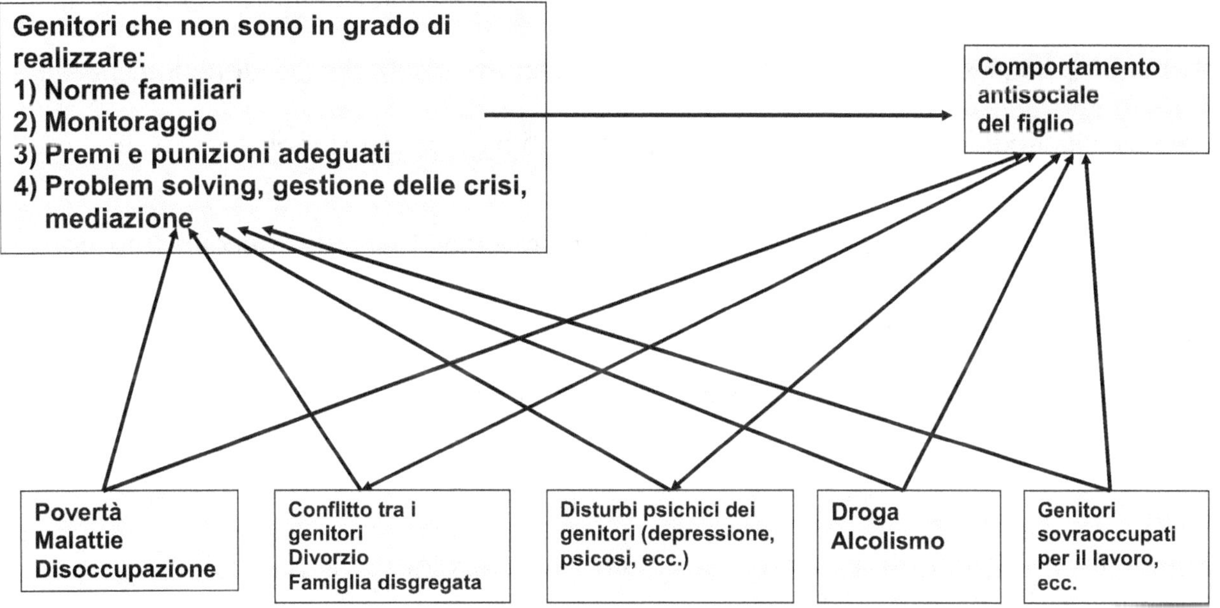

Come possiamo sottolineare dallo schema precedente è la *Famiglia* il nostro nucleo critico da cui possiamo avviare una iniziativa che sia in grado di costruire interventi che riducano significativamente condizioni che abbiamo citato come "devianti" e che possono condurre ad un danno per il singolo e per la comunità.

La devianza, di per sé, non è sempre condizione critica o negativa, nella accezione di comportamento "diverso" dal comune, ed anzi ha anche forti elementi di stimolo e promuove innovazione. Il contesto e le norme rendono alcune condizioni relative, nella valutazione del loro valore deviante, nel contesto in cui vengono sviluppate o nelle modalità in cui sono espresse o per i cambiamenti che ne possono sopravvenire.

Come abbiamo accennato all'inizio di questo capitolo il nostro obiettivo è molto modesto e si concilia con l'obiettivo di salute che noi possiamo costruire con gli strumenti a nostra disposizione. Non vogliamo esporre le teorie dello sviluppo individuale secondo le diverse scuole psicoanalitiche né le linee di indirizzo di Albert Bandura sulle modalità di scelta comportamentale nell'uomo, ma considerare come i servizi sanitari attualmente operanti possano favorire risultati di consolidamento e affermazione di condizioni di minor criticità individuale modificando le proprie modalità di risposta ai bisogni dei singoli.

In questo processo di maturazione vogliamo tentare di individuare un meccanismo che, per quanto imperfetto, consenta di svolgere una azione adeguata alla maturazione corretta della persona nella logica del rispetto dello sviluppo individuale in un contesto sociale appropriato.

Vogliamo verificare come i servizi, attualmente deputati a svolgere interventi di assistenza sanitaria o socio sanitaria, possono costruire meccanismi e modelli che facilitino un depotenziamento delle condizioni di difficoltà relazionale e riducano la potenziale lesività dei fattori di rischio psicologici e sociali inadeguati. La mitigazione dei fattori di rischio può costituire elemento di fondamentale vantaggio nelle situazioni di minore criticità e ridurre la massa critica di "devianza" non positiva che condiziona la nostra comunità, favorendo la "devianza" positiva nello sviluppo personale e sociale.

Per costruire un modello di riferimento a cui associare i vari servizi e interventi proponiamo, con la figura che segue (Fig. 43), questo modello di prevenzione psicologica e sociale primaria a cui associare interventi e strutture esistenti o modalità differenti di offerta per i servizi che già esistono e sono utilizzati con elevata frequenza dai cittadini.

Alcuni servizi (ad es. la pediatria e medicina di famiglia) dovrebbero modificare la loro azione attivando meccanismi di supporto e monitoraggio, con un importante ruolo educativo, di orientamento, di identificazione precoce delle problematiche personali e familiari.

La relazione medico paziente dovrebbe superare lo scoglio dell'intervento meramente organico e porsi in una visione di lettura e di risposta completa ai bisogni della persona e della famiglia. Nella organizzazione "integrata" del SSIS che abbiamo proposto esistono forti strumenti di gestione organica dei bisogni e non semplici azioni eseguite come interventi sporadici e non coordinati, privi delle necessarie valutazioni di efficacia.

Figura 43

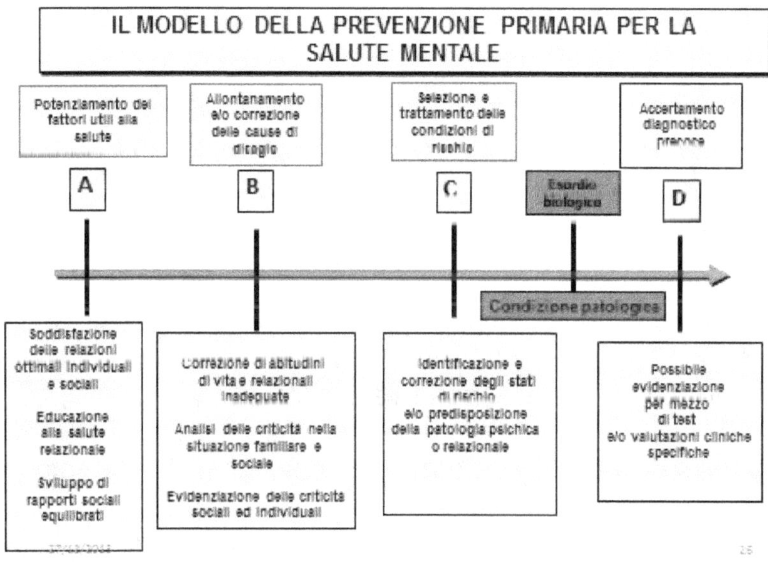

Il modello per la prevenzione primaria per la salute mentale, che considera 3 ampi settori di intervento precoce (potenziamento dei fattori utili alla salute, allontanamento e/o correzione delle cause di disagio, selezione e trattamento delle condizioni di rischio, oltre alla diagnosi precoce che consente di individuare fattori inapparenti di rischio o patologia) per ridurre impatto e gravità delle condizioni di disagio o delle manifestazioni clinico relazionali nella comunità considera anche che, nella definizione di "benessere" e "salute mentale" non vi sia un modello definito e riconosciuto universalmente di benessere psichico. Le condizioni di variabilità individuale e di soggettività nella valutazione del proprio benessere rendono particolarmente complesso individuare il risultato desiderato e le azioni da mettere in atto per ridurre il rischio di procedere su una linea scorretta e inadeguata per garantire una condizione di equilibrio e maturità psicologica e relazionale per la persona e la comunità.

Non si tratta di indurre scelte o comportamenti predefiniti (la normalità…), ma di consentire ai singoli un'ampia capacità di scelta e di gestione dei rapporti, nella piena consapevolezza e libertà decisionale. Con l'obiettivo di garantire una significativa soddisfazione individuale e comunitaria.

Nella struttura organica di un intervento complesso di prevenzione ordinare cosa possa essere d'aiuto e cosa meno diventa pura esposizione di desiderio, considerata la variabilità e la difficoltà di costruire un modello definito. Ma senza pretendere l'impossibile, definire alcuni parametri e orientare le azioni e chi debba, nella variabilità e nella specifica azione, approntare un intervento di prevenzione è certamente possibile. In questo contesto possono essere individuati anche alcuni elementi e obiettivi da raggiungere.

Certamente una adeguata conoscenza dei fattori di crescita psicologica e degli elementi critici di relazione possono diventare patrimonio comune della comunità, così come possono essere definiti elementi di attenzione che devono essere individuati per promuovere azioni tempestive di supporto o di protezione. Le 3 P (*Prevenire- Proteggere- Promuovere*) dei meccanismi preventivi organici hanno, anche nel settore della salute mentale, un valore significativo e qualificante.

La difficoltà nello sviluppare quanto indicato nelle azioni di prevenzione è certamente oggettiva e la definizione di nuovi meccanismi relazionali o di sviluppo, o la rilettura secondo diverse correnti di pensiero e linee di indirizzo scientifico, la rende ancora più complessa come comprensione o valutazione. Nel nostro modello sociale è più facile curare che gestire una azione appropriata- comunque si ritenga che possa venirne un miglioramento- connessa allo sviluppo di interventi preventivi il cui confronto, per risultato ottenuto, è particolarmente complicato.

Senza voler proporre azioni particolarmente raffinate, con l'obiettivo della concretezza e realizzabilità, mantenendo un elevato profilo scientifico e contemporaneamente una grande semplicità espressiva e con elevati contenuti formativi, riteniamo che possano essere avviate iniziative che consentano di ridurre gli errori dovuti a preconcetti e scarsa conoscenza delle effettive esigenze relazionali nel corso dello sviluppo della persona.

La nostra ricerca di una modalità operativa adeguata sarà limitata ad alcune fasce di età.

Confrontarsi con un bambino, nella gestione dello sviluppo psicologico, educativo, sociale e relazionale, non è sempre semplice e spesso le notizie e le indicazioni raccolte nella cerchia familiare o dei conoscenti non sempre rispondono alla considerazione che abbiamo premesso, di correttezza scientifica e coerenza con gli effettivi bisogni individuali, di crescita e sviluppo del singolo e di tutta la famiglia.

I meccanismi che possono favorire un adeguato risultato di crescita ed evitare danni sono perseguibili secondo un doppio modello, sviluppare azioni adeguate e evitare errori gravi.

Le strutture e i servizi che noi abbiamo e che possono offrire proposte o soluzioni sono molteplici. Li possiamo inserire in una chiave di lettura comune come servizi strumentali nel settore della salute mentale allargata.

In realtà, nella rilettura del sistema così come lo proponiamo, sono effettivamente meno attivi nel settore clinico, fortemente gestito dal SSIS, e più nell'ambito psicorelazionale.

Consultori, Servizi per le Dipendenze, Neuropsichiatria Infantile, Psichiatria, servizi sociali etc sono certamente sede di attività sociali e sanitarie la cui componente psicologica e relazionale è prevalente. Riteniamo che sia utile rileggere il ruolo e le modalità di offerta dei servizi, mantenendo comunque invariati compiti ed obiettivi, trasferendo alcune attività o interventi dove possono risultare più efficaci con riferimento al modello che abbiamo declinato nella figura 2, che comunque riproponiamo di seguito. Il nostro focus, come in precedenza, si pone sul costo di convenienza e sulle specifiche azioni che possono essere messe in atto per ridurre significativamente gli interventi.

Anche con le patologie organiche non è detto che l'intervento precoce sia il più favorevole in un rapporto di costo convenienza, almeno ad oggi. E così noi possiamo individuare una diversa logica di azione secondo le esigenze (quali- quantitative) espresse nella comunità.

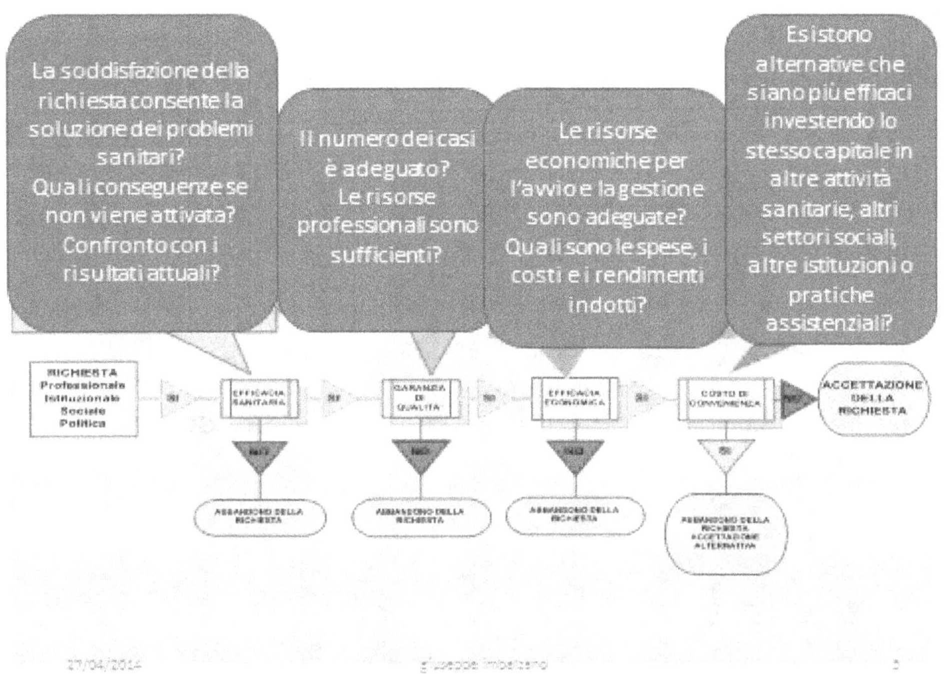

Trasferendo le attività prettamente cliniche e preventive al SSIS, molti interventi clinici "semplici" della area della salute mentale possono trovare una soluzione immediata e tempestiva in ambito locale. La gestione di problematiche complesse e con modalità articolate ed organiche di risposta ai bisogni, anche per dimensioni e portata, oltre che per specificità e specializzazione, è deputata al servizio che possiamo individuare come adeguato alla soddisfazione delle esigenze manifestate.

Nella gestione complessa di questa area di assistenza, la suddivisione in area preventiva, con l'obiettivo di ridurre in modo significativo lo sviluppo e la presenza di soggetti "fragili-critici", e in area clinica, con interventi assistenziali è fondamentale. La partecipazione alla gestione complessa di ambiti comunitari dello specifico settore assistenziale appare utile, non solo a chiarire le pertinenze funzionali, ma a determinare processi paralleli di intervento che favoriscano un risultato tangibile in un impianto efficace e ben organizzato.

In questo contesto e per le prospettive che può determinare riteniamo che debba formarsi una cultura non solo di specialisti clinici ma di gestori di interventi preventivi e di cura nell'ambito della comunità.

Prevenzione e aree di riferimento

Sempre senza voler essere esaustivi, vogliamo dare una esemplificazione della struttura degli interventi possibili (e che riteniamo opportuni) per la gestione delle diverse fasi dello sviluppo delle persone.

Questa prima parte si riferisce al ruolo dei consultori e delle agenzie educative per le attività che possono consentire una corretta e coerente linea di intervento e di sviluppo nel meccanismo di potenziamento dei fattori utili alla salute psichica e sociale.

Naturalmente questa costruzione può essere integrata secondo linee coerenti con la situazione in essere e i fondamenti culturali dell'ambito territoriale e sociale di chi viene coinvolto nelle attività di sviluppo e formazione.

Il servizio "consultorio familiare", che prendiamo come riferimento, ha due orientamenti, una formazione specifica della comunità ed un compito di effettiva consultazione e di confronto con chi ha l'esigenza di "comprendere" di "consultarsi" con un esperto o chiarire i dubbi circa i problemi che affronta quotidianamente in ambito familiare.

Il complesso delle informazioni da offrire sono numerose e molto varie.

Descrivere l'intera attività del Consultorio, così come potrebbe essere sviluppata, è particolarmente complesso e ampio. Ne descriveremo solo una piccola parte, orientata allo sviluppo della *"maternità e paternità consapevole"*, allocuzione che ha avuto interpretazioni differenti e che noi vogliamo orientare verso una gestione della relazione familiare e della capacità di svolgere positivamente il ruolo di genitore. Non entreremo nel merito di azioni o interventi che dovranno essere comunque inseriti nella azione di sviluppo culturale e sicurezza sociale come le visite a domicilio delle ostetriche al momento del rientro della partoriente dall'ospedale etc. ma vogliamo porre contenuti e modalità operative come nostro riferimento educativo, informativo e culturale.

Di seguito viene proposta la struttura di interventi che riteniamo utili (non esaustivi) per il periodo della gravidanza e i successivi mesi, i primi anni del bambino, dopo il parto. Il periodo preconcezionale è anch'esso importante ma rischia di ampliare eccessivamente il quadro della presentazione.

Gli argomenti sono

- Maternità, paternità e cure familiari come strumento di sviluppo e di cultura sociale
- Non discriminazione fisica, sociale, di genere, culturale, di salute, etc
- Educazione alle pari opportunità, al riconoscimento e rispetto dei propri ed altrui valori e diritti
- Educazione alla maternità e paternità consapevole
- Ridistribuzione dei carichi di cura
- L'inserimento sociale e in comunità

L'evoluzione della nostra comunità in questi anni ha portato molte donne a lavorare al di fuori della famiglia e sempre più a lungo. Come conseguenza le famiglie tendono ad essere sempre meno numerose, spesso con un solo figlio che il più delle volte non può essere accudito dai nonni (quando sono presenti). Le nonne, sempre meno, riescono a seguire le gravidanze ed i puerperi delle figlie le quali si trovano spesso sole in un momento molto delicato della propria vita. Comunque un piccolo elemento positivo da questa situazione può venire dalla interruzione della catena di pregiudizi ed erronee credenze che spesso accompagnano l'evento maternità.

Di fatto però i giovani che affrontano la maternità e la paternità, soprattutto quando questa è la prima, riconoscono la loro impreparazione e la loro solitudine.

Si trovano di fronte ad un evento che sanno che modificherà la loro vita e non si sentono adeguatamente preparati.

A volte questa situazione ingenera tensioni nella famiglia e nella coppia per le difficoltà obiettive che sono parte dello sviluppo del nuovo entrato nel nucleo familiare, che necessita di grandi e significative attenzioni nei primi anni di vita, e poi nei momenti fondamentali dello sviluppo in età prepubere e nella pubertà ed adolescenza. Trasformare il proprio ruolo da ex figlio a genitore non appare semplice o scontato. Molti elementi di cambiamento (letteralmente di rovesciamento di ruolo) non sono facili da gestire né da recuperare senza una adeguata informazione- formazione.

Obiettivo generale è spiegare gli eventi fondamentali della gravidanza, del parto, del puerperio e dello sviluppo psico-motorio e relazionale del bambino relativamente ai primi anni di vita. Rispondere ai quesiti più comuni della donna e delle coppia relativamente a questi eventi e alla cura del bambino dalla nascita in poi. Più semplicemente significa preparare i futuri genitori all'evento nascita, ad aiutarli ad essere genitori.

Obiettivi specifici

E' indispensabile illustrare e poi aiutare a comprendere sviluppo e esperienze cercando di offrire un quadro corretto senza stimolare emotività e rifiuti

- I problemi della donna nei diversi periodi della gravidanza (dalla nausea alle vene varicose, le smagliature, la preparazione del seno all'allattamento...) e fornire dei consigli per la loro soluzione;

- Gli eventi del parto, i problemi che possono comparire e le soluzioni adeguate;

- Gli eventi del puerperio (le perdite ematiche, l'allattamento, la contraccezione...) le indicazioni per affrontare e risolvere i diversi problemi

- L'adattamento alla vita extrauterina del neonato, la sua crescita, la sua alimentazione, l'igiene, l'ambiente di vita, l'abbigliamento, l'approccio ai più comuni problemi (sonno, pianto, febbre, rigurgito...) da 0 a due anni;

- Indicazioni relative alla prevenzione degli incidenti nell'infanzia.

Per costruire un sistema complessivo, sempre come mero esempio descrittivo delle azioni da mettere in atto, si ritiene di descrivere l'elenco delle iniziative che si ritengono utili per approfondire e facilitare la comprensione di meccanismi e azioni da mettere in atto nel periodo della gravidanza e poi dopo la nascita del bambino.

---

1) La gravidanza- i primi sei mesi.
2) La gravidanza- l'ultimo trimestre.
3) Il parto
4) Il puerperio
5) L'allattamento e le cure igieniche del neonato e del bambino.
6) I primi problemi: il pianto, il sonno, il rigurgito, l'alvo e la febbre...
7) Lo sviluppo psico-motorio del bambino
8) L'alimentazione, dallo svezzamento alla dieta del $1°$ e $2°$ anno di vita
9) L'ambiente di vita e la prevenzione degli incidenti.
10) Paternità consapevole
11) Il rapporto familiare per un corretto sviluppo del bambino
12) Altri argomenti per la gestione familiare e del bambino

Con i seguenti contenuti

"La gravidanza: come affrontare i primi sei mesi."
- Breve descrizione dell'evento gravidanza (annidamento dell'embrione, situazione ormonale della donna e influenze sui vari organi, rapporti dell'utero con le strutture vicine…)
- Le reazioni psico-emotive alla diagnosi di gravidanza;
- I cambiamenti del corpo nelle varie epoche di gravidanza (il pancione, il seno, i genitali…);
- Le modifiche dell'umore;
- La nausea e il vomito;
- Le voglie,
- L'alimentazione e l'incremento ponderale;
- L'igiene;
- Il sonno;
- L'abbigliamento
- Gli accertamenti clinici: villocentesi e l'amniocentesi, visite, ecografia, indagini varie…)
- L'attività fisica e lavorativa;
- I farmaci e le sostanze voluttuarie;
- La coppia che cambia (la sessualità…)

La gravidanza: come affrontare l'ultimo trimestre.
- I cambiamenti del corpo con riferimento allo sviluppo del feto, ai rapporti dell'utero gravido con gli organi vicini, alla situazione ormonale e ai suoi effetti sull'organismo materno (l'aumento ponderale, il pancione, la linea alba, il seno gonfio, il colostro, le vene varicose, la stipsi, le emorroidi, il rigurgito, …)
- L'alimentazione;
- Il sonno;
- L'attività fisica e lavorativa;
- Gli accertamenti clinici con riferimento anche a quelli dell'ultimo periodo (amnioscopia, tracciato tococardiografico, …)
- Il corso di preparazione al parto;
- La vita di coppia

Il parto
- Che cosa succede nell'organismo materno durante i vari periodi del parto;
- Le ansie e le emozioni
- L'ambiente in cui si partorisce;
- Le posizioni;
- Gli strumenti utilizzati;
- Il periodo espulsivo;
- Il ruolo del papà;
- La nascita;
- Il taglio cesareo
- Le cure del neonato subito dopo la nascita;
- Il ritorno a casa.

- *Il puerperio:*
- La cura del corpo (genitali, mammelle)
- L'allattamento al seno: come fare e come risolvere i problemi (ingorgo, ragadi…);
- Problemi legati all'alimentazione;
- Il sonno;
- La sessualità e la contraccezione;
- La ripresa dell'attività lavorativa
- La depressione post partum
-

- *L'allattamento e le cure igieniche*
- L'allattamento al seno, come fare, come valutare l'accrescimento del bambino;
- L'allattamento artificiale, come fare;
- Le cure igieniche del neonato: cambio del pannolino, igiene di tutte le parti del corpo, bagnetto, cura del moncone ombelicale, taglio delle unghie;
- Come vestire il neonato;
- L'igiene e l'abbigliamento nel bambino più grande.

- *I primi problemi del bambino:*
- Il pianto: le cause più frequenti del pianto, come accudire un bambino che piange;
- Il sonno: come favorire il sonno nel bambino;
- Il rigurgito: come valutare il rigurgito e come accudire un bambino che rigurgita;
- La diarrea: come valutarla e come accudire un bambino che ha diarrea;
- La febbre: come valutarla e come accudire un bambino che ha la febbre.

- *Lo sviluppo psico-motorio del bambino: dalla dipendenza all'autonomia.*
- Lo sviluppo motorio: le diverse posizioni fino alla deambulazione autonoma;
- Le funzioni sensoriali;
- Lo sviluppo affettivo;
- Lo sviluppo del linguaggio;
- L'acquisizione del controllo sfinterico;
- Il gioco.

- Concezioni dello sviluppo e rappresentazioni sociali dell'infanzia tra passato e presente
- Lo sviluppo psicologico in infanzia
- Lo sviluppo prenatale e la nascita
- Lo sviluppo fisico, motorio e percettivo
- Lo sviluppo cognitivo e linguistico
- Temperamento e sviluppo dell'identità
- Lo sviluppo della competenza emotiva
- I contesti sociali e culturali dello sviluppo in infanzia
- Attaccamento e inserimento: dalle cure familiari alle cure extra familiari

- ➢ Bambine e bambini al nido: routine, vita quotidiana e processi di crescita
- ➢ L'osservazione nei contesti educativi
- ➢ Formazione relativa ai processi di sviluppo psicologico nella prima infanzia
- ➢ Conoscenza riguardo alle influenze sociali e culturali sullo sviluppo psicologico nei primi anni di vita
- ➢ Conoscenza dei bisogni psicologici ed educativi fondamentali dei bambini

- ➢ *L'alimentazione, dallo svezzamento alla dieta del 1° e 2° anno di vita*
- ➢ Lo svezzamento: come e quando procedere, gli alimenti da utilizzare, come preparare le pappe, criteri nella condotta dello svezzamento;
- ➢ L'alimentazione nel primo e nel secondo anno di vita.

- ➢ *L'ambiente di vita e la prevenzione degli incidenti.*
- ➢ Caratteristiche generali dell'ambiente in cui vive il bambino;
- ➢ Elementi di educazione sanitaria per evitare i più frequenti incidenti quali: avvelenamenti, ustioni, annegamenti, incidenti del traffico, traumi e cadute, morsi di animali, soffocamenti.

Paternità consapevole

Il rapporto familiare per un corretto sviluppo del bambino
....

Argomenti sullo sviluppo del bambino

L'intelligenza senso-motoria che si struttura prima del linguaggio, tra 0 e 18 mesi.

II - L'intelligenza pre-concettuale che emerge quando compare la funzione simbolica (18 mesi – 7 anni).

III - L'intelligenza operatoria organizzata secondo strutture verbali e logiche. Si divide in operatoria concreta (7-11 anni) e operatoria astratta (oltre gli 11 anni).

1) Lo stadio dei riflessi o meccanismi ereditari, delle prime tendenze istintive (alimentari) e delle prime emozioni.

2) Lo stadio delle prime abitudini motorie e delle prime percezioni organizzate, così come dei primi sentimenti differenziati.

3) Lo stadio dell'intelligenza senso motoria o pratica (anteriore al linguaggio), delle organizzazioni affettive elementari e delle prime fissazioni esterne dell'affettività. Questi tre primi stadi costituiscono insieme il periodo della prima infanzia (sino a circa un anno e mezzo-due anni, cioè prima degli sviluppi del linguaggio e del pensiero propriamente detto).

4) Lo stadio dell'intelligenza intuitiva, dei sentimenti interindividuali spontanei, e dei rapporti sociali di subordinazione all'adulto (dai due ai sette anni), o seconda fase dell'infanzia propriamente detta.

5) Lo stadio delle operazioni intellettuali concrete (inizio della logica) e dei sentimenti morali e sociali di cooperazione (dai sette agli undici-dodici anni).

6) Lo stadio delle operazioni intellettuali astratte, della formazione della personalità e dell'inserimento affettivo ed intellettuale nel mondo degli adulti (adolescenti)

J. Piaget -*Lo sviluppo mentale del bambino*

L'elenco degli argomenti non è esaustivo ma viene presentato solo come linea guida e va adattato alle realtà locali, dai bisogni e alle effettive manifestazioni di interesse che da queste derivano. Rappresentano unicamente alcuni spunti di attività che è possibile strutturare nell'ambito di una revisione sostanziale della offerta dei servizi presenti nei consultori familiari.

I servizi per la prevenzione e la cura delle dipendenze

Prevenire un terremoto- prevenire i danni di un terremoto

Il terremoto

Un *fenomeno naturale non prevedibile*, che dura molto poco, quasi sempre meno di un minuto.

Prepararsi ad affrontare il terremoto è fondamentale, pensateci fin da ora.

La sicurezza dipende soprattutto dalla casa in cui abitate

Se è costruita o adattata in modo da resistere al terremoto, non subirà gravi danni e vi proteggerà.

Ovunque siate in quel momento, è molto importante mantenere la calma e sapere cosa fare.

Seguire alcune semplici norme di comportamento può salvarvi la vita e salvare la vita di altri.

Un terremoto arriva improvviso e inatteso. I danni che produce sono direttamente proporzionali alla potenza dell'evento e inversamente proporzionali al livello di sicurezza e solidità della struttura.

La logica del rafforzamento strutturale e organico delle case, delle costruzioni, dei manufatti sono orientati a minimizzare il danno di un evento tanto inatteso quanto squassante e distruttivo. Qualsiasi azione successiva all'evento serve per ridurre il danno subito o le conseguenze di questo, ma non consente di recuperare quanto esisteva in precedenza se il danno stesso è ingente o significativo. Riparare può non essere sufficiente e comunque la struttura, successivamente, potrebbe non essere in grado di sopportare ulteriori stress fisici.

Perché abbiamo citato- individuato il terremoto come riferimento di questo settore?

Certamente perché le conseguenze sono le stesse. E spesso avvengono senza che ci sia la percezione dei problemi che incombono.

La struttura (del singolo o della comunità (famiglia- gruppo) di cui è componente), se già non lo è, diventa molto fragile e può persino crollare.

La struttura in sé ha caratteristiche di fragilità (o solidità) intrinseca e le conseguenze possono essere più o meno gravi. La compromissione strutturale può essere più o meno stabile o persino degenerare.

Abbiamo proposto, in precedenza, un modello di intervento per uno sviluppo corretto del bambino, sia fisico che psicologico e nella relazione sociale. Quanto abbiamo disegnato è l'elemento fondamentale per la costruzione di una casa solida (psicologica e relazionale) per ogni singola persona e del nucleo familiare.

Non commettere errori, o evitare quelli più critici, è fondamentale nella gestione e nella relazione con il nuovo nato, che ha potenzialità relative e che quindi può "virare" nel corso del proprio sviluppo verso una condizione di "benessere" o verso condizioni di "criticità" relazionale. Frequentemente la cultura "popolare", o della comunità di cui fa parte, ha una visione distorta delle ragioni e modalità di intervento su particolari situazioni che possono aver creato la condizione "critica" e le relative soluzioni al problema stesso. A volte, persino, viene confusa la causa con il risultato. E la lettura distorta porta a risultati certamente inadeguati.

Solo per una valutazione della complicazione relativa rispetto ai problemi e alle esigenze da considerare, nel mix che abbiamo già esposto nella descrizione di Patterson, le azioni e le modalità di offerta su cui intervenire sono molteplici e particolarmente complesse.

A seguire sono elencati i fattori di facilitazione o di rafforzamento per il rischio "tossicodipendenza"

Fattori di rischio connessi al contesto
- disponibilità di sostanze
- status socio-economico basso
- povertà
- amici che fanno uso di sostanze
- amici che hanno avuto problemi con la Giustizia
Fattori protettivi connessi al contesto
- amicizie adulte prosociali
- gruppo di pari prosociale
- status socio-economico alto
Famiglia

- genitori che hanno comportamenti devianti e che abusano di sostanze
- scarso controllo
- mancanza di affetto e cure
- presenza di conflitti familiari e di una scarsa stabilità
- scarsa stabilità economica
Fattori protettivi connessi al contesto
- stabilità della famiglia
- unione familiare
- affetto e cura da parte dei genitori
- controllo da parte dei genitori
Caratteristiche individuali
- adozione precoce di comportamenti devianti (fumo e alcool)
- esperienze sessuali precoci
- inizio precoce di uso di sostanze e rapido aumento del consumo
- atteggiamento favorevole rispetto alle sostanze
- problemi comportamentali
- depressione
- aggressività
- impulsività/iperattività
- ricerca compulsiva di nuove emozioni
- personalità antisociale
- problemi di salute mentale
Fattori protettivi connessi al contesto
- inizio di comportamenti devianti o di consumo di sostanze posticipato
- atteggiamento sfavorevole rispetto alle sostanze
- credenze religiose
- buona consapevolezza di sé
- bassa impulsività
- temperamento calmo
Scuola/educazione
- basse performances scolastiche
- mancanza di impegno e di interesse
- scarse aspettative
- assenze e drop out
- scarso supporto da parte degli Insegnanti
Fattori protettivi connessi al contesto
- buone relazioni con gli insegnanti

- alte aspettative da parte dei genitori
- interesse
- supporto consistente da parte degli insegnanti

Canning et al. (2004)

Il confronto tra le due enunciazioni, questa di Canning e la proposta da Patterson, per quanto non siano orientate allo stesso obiettivo (uso di sostanze il primo e devianza con comportamento anti sociale il secondo), hanno radici comuni ed espressioni correlate, tanto da chiederci come mai proseguiamo prevalentemente in azioni di cura specifica e individuale e non recuperiamo una diversa modalità di approccio al problema.

La scelta di affrontare le problematiche della "dipendenza" secondo schemi clinici porta certamente a qualche risultato individuale ma non consente soluzioni "comunitarie" o risolutive per chi ne viene coinvolto.

La prevalenza di letture "cliniche" cerca di favorire risultati individuali e se possibile a breve scadenza (che comunque vanno valutati) e su soggetti che hanno già uno stato di significativa sofferenza. Ricordiamoci che chi è seguito nei servizi per la cura delle dipendenze ha un elevato numero di anni di "tossicofilia" o di "tossicodipendenza". Con questo modello si instaura lo stesso meccanismo della assistenza offerta ad un paziente cronico.

Ma, come abbiamo indicato precedentemente, la condizione determinante è ben diversa, come patogenesi, da quella di una patologia organica. E le conseguenze del tutto differenti.

Le motivazioni dello sviluppo di una condizione di intossicazione cronica è certamente meno "tossicologica" e più "relazionale", quantomeno all'inizio del processo patologico. L'intossicazione è l'esito di un bisogno compensatorio determinata da una condizione psichica e sociale fragile. Poi si trasforma in condizione patologica a se stante. Nei fatti abbiamo una polipatologia psicoorganica complessa.

La Medicina, che prendeva spunto dall'oggettivo, dalla chimica e dalla fisica, dalla biologia, deve valutare altre condizioni che siano causa di specifici danni e bisogni sanitari. Il meccanicismo e la lettura del sistema secondo un modello fisiopatologico clinico, organico, non sempre sono lo strumento corretto per la comprensione del problema clinico. Si determina un circolo vizioso di confusione tra causa ed effetto che può nascondere il reale meccanismo determinante lo stato patologico.

La struttura e i bisogni della nostra comunità sono variati nel corso degli anni e l'atteggiamento che abbiamo nei confronti di alcune condizioni complesse sono certamente differenti rispetto ad alcuni anni orsono.

L'attenzione e la tolleranza verso le sostanze stupefacenti si è molto modificata nel corso degli anni e le azioni che vengono messe in atto sono diverse, non sempre orientate verso interventi di mitigazione dei fattori facilitanti l'accesso all'utilizzo di sostanze. Le sostanze vengono approcciate in modo differente secondo letture che non sempre hanno attinenze scientifiche.

Nel frattempo sono state individuate altre "dipendenze" e man mano si è costruito un modello più sul nome o il modello delle dipendenze, che sull'effettivo bisogno della persona o potenzialità del servizio. Confondendo terminologia ed opportunità di servizio e mantenendo il medesimo modello di approccio clinico individualistico. Un mero valore nominalistico che trasforma gestione ed obiettivi del servizio stesso.

Qui non vogliamo, nel modo più assoluto, descrivere potenzialità e gestione dei servizi per la prevenzione e la cura delle dipendenze, ma solo fare qualche riflessione circa gli indirizzi e l'utilizzo delle strutture che seguono queste categorie di persone/ pazienti, in una visione di anello del sistema per il miglioramento della qualità di vita della comunità.

I servizi hanno teso, nel corso degli anni, a svolgere una attività prevalentemente orientata alla assistenza di persone affette da condizioni di dipendenza. Il concetto di dipendenza non è stato valorizzato adeguatamente e non sempre lo sono, nei fatti, gli elementi che compongono (e si differenziano), nella visione assistenziale e terapeutica, le condizioni che sono state inserite nella nomenclatura e nella definizione delle patologie.

La dipendenza da sostanze stupefacenti, già si differenzia per la tipologia, frequenza e modalità di utilizzo delle sostanze stesse che vengono assunte. L'alcoolismo ha anch'esso altri fattori causali e condizioni di abuso, così come il fumo di sigaretta, ma certamente non somigliano alla "dipendenza" dal gioco o ad altre condizioni che vengono trattate in queste strutture di servizio alla persona.

Cambia, ed in modo significativo, la tipologia della utenza, le modalità di approccio e la visione del sistema che deve accogliere le istanze delle persone che sono affette da queste differenti condizioni.

Il servizio per le tossicodipendenze è nato come struttura di risposta ad un bisogno emerso negli anni 70 per assistere una categoria di soggetti particolarmente critici.

Per assistere questi pazienti, ha inizialmente affrontato il problema con un taglio prettamente clinico e tossicologico. Nel tempo i servizi hanno rivisto e orientato i bisogni verso problematiche più ampie, che coinvolgevano oltre i bisogni sanitari anche meccanismi psicologico relazionali. Nello sviluppo degli interventi, per il sopravvenire di violente e gravi forme epidemiche virali, in particolare epatiti e aids, i servizi hanno individuato e promosso interventi su significativi spazi di prevenzione infettiva su cui intervenire.

L'ampliamento delle attività e dei settori su cui operare, la revisione delle dotazioni organiche, hanno orientato prevalentemente i servizi verso risposte singole o di gruppo, prevalentemente terapeutiche, per le richieste che venivano espresse dalla comunità su "dipendenze" che avevano differenti aspetti nelle logiche dello sviluppo e le cui modalità di intervento ed assistenziali non sempre sono assimilabili tra di loro.

L'assistenza alla famiglia, la relazione con le cure primarie, le attività di prevenzione per la comunità, con adeguate modalità di intervento, le logiche assistenziali per una integrazione con altri servizi assistenziali (in particolare di salute mentale o clinici per specifiche patologie, di malattie infettive etc.) hanno subito una netta riduzione e persino una sospensione, per la scarsità di risorse e l'eccesso di domanda.

Nel corso di questi anni la *norma* (individuata come media statistica) non coincide più con i comportamenti "virtuosi" o persino etici.

Il livello di tolleranza nei confronti di alcuni prodotti (ad esempio l'alcol) da parte dei giovani, dell'uso e dell'abuso, hanno condotto ad esplicitare modalità differenti di valutazione e relazione sociale. E' indispensabile un ripensamento e una rilettura del modello sociale e delle priorità che la nostra comunità ha assunto come riferimento.

Una struttura, nata per risolvere (o seguire l'assistenza) di una tipologia, clinica e sociale, di pazienti, ha certamente difficoltà a modificare i propri processi clinici ed assistenziali, per occuparsi di condizioni patologiche tutt'affatto diverse. Va poi valutato se sia utile attivare meccanismi di assistenza così varia in ambienti che hanno perfezionato la loro attività in modo tanto specifico. E dobbiamo anche valutare se sia questo il modo corretto per affrontare queste stesse problematiche con una struttura che potrebbe non avere le risorse necessarie né il modello operativo adeguato per dare risposta a queste nuove esigenze.

Ma vogliamo fermarci alle domande e non dare risposte che, crediamo, appaiono comunque ovvie.

La struttura non può essere condizionata da nuovi bisogni, se non adeguandola in modo soddisfacente, sia qualitativamente che quantitativamente ai nuovi obiettivi che vengono proposti dai bisogni di comunità, creando meccanismi che riducano frequenze e meccanismi "devianti". Le differenti tipologie di utenti hanno bisogni e modalità di risposta differenti, ambienti e frequentazioni diverse. Senza voler entrare nel merito di volumi di attività e risultati relativi, di congruità tra offerta e risultato. Riproponiamo sempre la figura 2 di questo contributo come riferimento delle modalità corrette e coerenti di sviluppo di servizi e di scelte tecniche e scientifiche congruenti, efficaci ed economicamente vantaggiose. Il rapporto costo convenienza va sempre tenuto in debito conto e le scelte devono fluire secondo questa azione coerente con i risultati attesi.

Per garantire le corrette attività dei servizi crediamo che manchino risorse umane, sia in termini numerici che per tipologia specialistica, che consentano di indirizzarsi verso una azione di revisione della attuale modalità di approccio ai problemi, con un necessario sviluppo di azioni preventive e di indirizzo, di interventi di promozione della qualità di vita e di pensiero utile a gestire un cambiamento e una comunità che ha, della bulimia di esperienze e relazioni, fatto un modello di riferimento.

L'eccesso, l'esperienza sfrenata, smodata, intemperante, eccezionale, è lo strumento di misura della nostra quotidianità e del confronto tra persone, che diventa una normalità e un meccanismo di risposta ai propri bisogni e alla propria sete di avere, piuttosto che di essere, che permea la nostra collettività.

L'eccesso di cibo o di tatuaggi, di lavoro o di qualsiasi altro fattore eccezionale ed esagerato, perché non viene considerata una dipendenza ed affrontata allo stesso modo, dal servizio dipendenze? Queste persone disturbano meno? Forse dobbiamo prendere atto che abbiamo molte condizioni critiche che vengono trattate in modo inadeguato o prese in cura secondo meccanismi inadatti, non fungendo, tutte, sotto l'aspetto relazionale piuttosto che quello organico.

Questo meccanismo è simile a voler raccogliere e bere l'acqua alla foce e non alla sorgente di un fiume. Renderla potabile sarà più costoso e complicato. E garantisce meno su sicurezza e qualità del risultato.

Come abbiamo prospettato in precedenza, è necessario promuovere linee di comportamento differenti rispetto alle linee "classiche" e indurre attenzione su problematiche che oggi sono trascurate.

Sono situazioni e condizionamenti che riguardano la famiglia e lo sviluppo della persona, così come abbiamo visto in precedenza per l'attività del consultorio. Una famiglia in grado di affrontare adeguatamente le problematiche dello sviluppo dei propri figli ha certamente più possibilità di evitare danni gravi od irreparabili, rispetto a famiglie non adeguatamente attrezzate o supportate. Che devono essere adeguatamente supportate e non abbandonate a se stesse, o peggio, spinte verso aree a rischio.

Il consultorio ha una azione che si sviluppa sino alla adolescenza (per poi proseguire comunque su altre specifiche azioni di risposta alla comunità e al singolo), mentre il servizio delle dipendenze deve embricare il proprio intervento nello stesso periodo e poi proseguire verso la maturità, con una forte interazione con le cure primarie e lo sviluppo di interventi con un forte vincolo con le famiglie.

Informare, dare suggerimenti o ottenere notizie non può che diventare la metodologia comune di rapporto con la propria comunità. Avere parenti degli assistiti operativi, in grado di affrontare adeguatamente le situazioni, è certamente un modello che aiuta i servizi e le strutture per risolvere, per quando possibile, le esigenze e le criticità espresse dalla persona (e dalla famiglia) per favorire il rientro concreto e consolidato nel proprio ambiente.

Rapporto con famiglie- genitori- medici di famiglia- scuole- comunità educanti- volontariato, analisi dei fattori di rischio e gestione di iniziative comunitarie sono fondamentali per modificare le condizioni di criticità presenti nella comunità.

Siamo troppo affezionati ai dati e alle statistiche (*Non tutto ciò che può essere contato conta e non tutto ciò che conta può essere contato A. Einstein*), alla evoluzione dei processi e dei fattori dannosi e poco alle azioni di revisione delle attività e i modelli di intervento nella comunità. A volte le statistiche non citano ciò che non è stato o sia stato possibile fare.

I modelli sociali che facilitano l'incremento di consumo di sostanze stupefacenti e comportamenti devianti non sono sufficientemente valorizzati e contrastati, mentre appare evidente lo sviluppo di azioni individuali nei confronti di singoli soggetti che sono già profondamente colpiti dalla condizione funzionale o patologica. Il vivere ai limiti della propria comunità, con modelli sociali inadeguati o francamente patologici non determina corretti interventi di reinserimento e ripresa di comportamenti meno a rischio.

Le azioni e le attività di questi centri non risolvono i problemi della comunità, ma tendono a replicare modelli ed interventi di centri specialistici clinici che intervengono sul singolo caso o sulla patologia manifestata.

I costi di gestione e di recupero sono molto elevati e i risultati non sempre adeguati alle attese e ai bisogni della persona. Si tende a cronicizzare il caso, a supportare la persona per i suoi propri bisogni, anche sociali e psicologici, ma non è frequente il reinserimento, in completo stato di benessere, della persona nella propria comunità.

Il modello, che abbiamo segnalato come mutuato dalla clinica, non si addice a questa condizione socio psico clinico patologica, che necessita anche di interventi assistenziali e medico psicologici, ma ha bisogno di un intervento che vada a risolvere i problemi di fondo dove e da cui si sono manifestati e sviluppati e hanno prodotto le condizioni favorenti la patologia. Se non riusciremo a determinare un cambiamento radicale nei comportamenti di alcuni aggregati comunitari, le azioni che metteremo in atto non potranno che produrre risultati temporanei e poco efficaci nella nostra azione di prevenzione del danno.

La relazione con la comunità interessata alla soluzione del problema, il ruolo di consultazione- confronto con le persone direttamente coinvolte e con i loro familiari, la gestione dei meccanismi relazionali e comunitari, l'accoglienza e il rientro nella propria comunità non possono essere elementi semplici o semplificati.

L'esigenza è creare una rete solida, un meccanismo che riduca il danno e favorisca le soluzioni in modo saldo, resistente e più strutturato rispetto al pregresso, che crei i presupposti per ridurre i fattori di rischio in modo stabile e prolungato.

La gestione di interventi, al pari di quelli proposti per i consultori, su argomenti specifici per il settore, che vanno integrati con una formazione specifica per volontari (o operatori) che vogliano costituire un gruppo di supporto continuo (eventualmente, ove possibile, anche modestamente remunerato), che possano seguire in modo articolato e fuori dagli schemi terapeutici coloro che sono stati implicati in situazioni critiche, possono determinare un effettivo supporto sociale e attivare meccanismi che hanno qualche opportunità di creare un diverso modello di aggregazione e di relazione sociale che riduca i fattori di rischio per le persone che potremmo definire "fragili". E attivare interventi organici di prevenzione.

Per metodologie e modelli di intervento si rinvia al testo *Il Vaso di Pandora*, già citato in precedenza.

Salute mentale e sviluppo della persona

La struttura e la organizzazione dei servizi di salute mentale, come abbiamo individuato precedentemente, per garantire una maggiore efficacia del sistema, ha l'esigenza di modificare i propri obiettivi, orientandoli anche ad interventi di rafforzamento dello stato di salute o di diagnosi precoce oltre ad operare con azioni riparatorie nei confronti di soggetti individuati come affetti da condizioni di profondo disagio o francamente morbose.

La struttura e la organizzazione, la competenza specifica o l'orientamento che può essere individuato come prevalente nelle strutture attualmente operanti ha, nei fatti, la possibilità di svilupparsi secondo due linee di tendenza. Lo sviluppo clinico o linee operative e culturali orientate al rafforzamento della Persona, indirizzata verso la conoscenza e la crescita culturale e sociale, affiancandosi alla scuola e alle strutture didattiche di riferimento, ma con indicazioni, strumenti, tecniche e valori differenti.

Non educazione alla matematica o alle scienze ma educazione e conoscenza dei valori sociali e relazionali, psicologici e umani, delle emozioni e del confronto.

In questo meccanismo un ruolo importante dovrebbe essere svolto dai servizi che attualmente sono inseriti nel dipartimento di Salute Mentale, Psichiatria e Neuropsichiatria infantile.

Anche in questo ambito, nella organizzazione assistenziale del settore della salute mentale, è indispensabile la partecipazione e la collaborazione della medicina e pediatria di famiglia con assistenza nei confronti dei pazienti a bassa esigenza psicologico relazionale (i gruppi Balint hanno avuto un discreto successo alcuni anni orsono ma sono stati dimenticati), nell'ambito della terapia per le problematiche relazionali e psicologiche, con l'eventuale successivo indirizzo verso le strutture di riferimento, se effettivamente necessario.

Le problematiche nel rapporto medico paziente e la visione di uno sviluppo mentale e psichico idoneo, una conoscenza approfondita delle problematiche psichiche e delle conseguenze di comportamenti inidonei devono far parte del bagaglio culturale del medico di famiglia. In questi anni sono cambiati, in modo consistente, i bisogni di cura (non sono solo e unicamente di natura organica) della persona. La società dell'abbondanza, che si è evoluta in una comunità degli eccessi, della bulimia, del possesso, come possiamo considerarla nel nostro periodo storico, ha creato numerose particolarità che si sono inserite in una struttura che non era idonea per gestirle.

I bisogni non riconosciuti sono un elemento di grande criticità sociale e sanitaria. La suddivisione della medicina in tanti profili professionali e specializzazioni, seppure ha creato una specificità nella conoscenza e nella cultura dell'intervento ha, nei fatti, sezionato la persona e la comunità, creando uno stigma per la patologia o la devianza mentale anziché tentare di soccorrere e risolvere i problemi di chi ne è affetto.

L'esigenza di intervenire in modo globale nei confronti del singolo, seppure possa rappresentare una difficoltà, deve essere preordinata in una visione d'insieme, con una modalità di intervento che sia efficace per la persona interessata e la famiglia coinvolta.

La gestione della persona è affidata alla SSIS per il governo degli interventi in generale, potremmo individuare il consultorio come sede definita per garantire i bisogni specifici di crescita, "di sviluppo", ai bisogni corretti della persona e della comunità, mentre gli altri servizi sono orientati e destinati prevalentemente verso aree di intervento su specifiche criticità.

Neuropsichiatria infantile

La frequenza e l'attenzione che viene posta alle problematiche per la prima infanzia e poi, a seguire, sino alla adolescenza, le risposte che vengono fornite e la soddisfazione dell'utenza interessata, ci pone nella condizione di valutare che la struttura e l'organizzazione dei servizi assistenziali per questa fascia d'età è ancora molto lontana dall'essere adeguata ai bisogni effettivi dei soggetti da assistere. Inoltre, la pediatria ha esteso in modo significativo i propri limiti temporali di assistenza e di conseguenza anche altri settori si sono trovati coinvolti nella gestione di pazienti ad essa riferiti.

La Npi è certamente una di queste aree, che hanno avuto significative modifiche nell'assetto organizzativo e assistenziale e dovuto ripensare le proprie attività secondo meccanismi di gestione e servizio adeguati alle nuove condizioni di accoglienza- servizio offerto a categorie di pazienti che inserire nella "infanzia" o "pediatria" non è propriamente corretto.

L'ampiezza e la complessità delle patologie che sono assistite da questo settore clinico è notevole e non sempre coerente per le diverse entità nosologiche che la compongono.

Un breve e del tutto incompleto elenco viene proposto di seguito. Ed è certo che non vi è semplicità nel definire e sepimentare i diversi settori, essendo, il servizio, oltretutto, fortemente caratterizzato da patologie con frequenti difficoltà di identificazione diagnostica. Le terapie non sempre sono ben definite e qualche volta particolarmente difficili da fornire. I servizi non sempre hanno l'opportunità di seguire adeguatamente i pazienti e le loro famiglie nel modo più opportuno, sia per carenze di organico che per il coordinamento che non sempre viene fatto con gli altri settori assistenziali. La riabilitazione infantile, in particolare, ha una significativa carenza di personale. Tale situazione è determinata dalla scarsità di risorse umane in un ambito di servizi specialistici, che sono di elevato livello e con notevole professionalità specifica.

Ma, come abbiamo descritto per i precedenti servizi, non stiamo valutando la qualità dell'offerta, che è elevatissima, ma la risposta alla domanda e al bisogno, se sia o meno congruente e se dia soluzione o soddisfazione a quanto richiesto o necessario.

Neurologia dell'età evolutiva

- Paralisi cerebrale infantile
- Malattie neuromuscolari (es. distrofia muscolare, amiotrofia spinale)
- Cefalee dell'età evolutiva
- Epilessia
- Traumi cranici
- Tumori cerebrali infantili
- etc.

Psichiatria dell'età evolutiva

- Ritardo mentale
- Disturbi dello sviluppo psicologico
- Disturbi dell'apprendimento
- Disturbi del linguaggio
- Autismo infantile e psicosi dell'età evolutiva
- Disturbi del comportamento alimentare (anoressia nervosa e bulimia in età evolutiva)
- Depressione nell'infanzia e nell'adolescenza
- Disturbi della personalità nell'infanzia e nell'adolescenza
- Disturbi del comportamento, dell'emotività e del funzionamento sociale
- Scompenso adolescenziale
- Disturbo di regolazione
- etc.

L'attuale organizzazione della Npi territoriale è, spesso, del tutto inadeguata per dare risposta alla complessa e sempre più importante domanda espressa. La dimensione delle strutture e la specializzazione delle stesse non consentono, infrequentemente, di ottenere il risultato atteso, che è quello di offrire una risposta adeguata *a tutte* le istanze cliniche e riabilitative che provengono dal territorio.

La delicatezza e la difficoltà di identificare cause e modalità di risposta al bisogno, oltre alla carenza relativa di risorse, sia quantitative che per specifica esigenza, non consentono di dare soluzione a molti bisogni che si determinano sul territorio.

La complicazione a porre una diagnosi ed un percorso di cura relativo ai bisogni è compensata dalle attenzioni che i servizi pongono ed offrono all'utenza, ma non è comunque possibile garantire una adeguata assistenza ed un servizio soddisfacente a tutta la popolazione del territorio afferente ai servizi. Tale situazione comporta due problemi principali, un pendolarismo sanitario significativo, e senza particolari garanzie di identificare l'offerta congruente con il problema, e una difficoltà successiva ad usufruire con continuità della cura opportuna per le specifiche esigenze della persona interessata e della famiglia.

Come abbiamo proposto all'inizio di questo capitolo, la revisione di compiti ed obiettivi è essenziale per una risposta adeguata ai bisogni assistenziali.

La diagnosi e la successiva offerta terapeutico riabilitativa devono tendere ad una azione filtrata e orientata ad un risultato concreto per il bambino e la famiglia.

Come abbiamo proposto per il Consultorio familiare, una azione preventiva e di scrematura delle condizioni di non criticità va definita e sviluppata in ambito extra Npi. La formazione degli insegnanti della scuola primaria e del nido può consentire loro di distinguere e identificare precocemente condizioni particolari di difficoltà e criticità relativa per lo sviluppo del bambino ed orientarlo su azioni di recupero precoce. Ed evitare, nel contempo, segnalazioni del tutto incongrue.

Questo intervento va svolto in collaborazione con la pediatria di famiglia e deve essere inserito nel modello di gestione integrata delle attività psicosociali che stiamo proponendo.

Il Consultorio può, nell'ambito della comunità da seguire, svolgere attività di filtro e di supporto per numerose aree di assistenza neuro psichiatrica e relazionale, orientata a gestire situazioni in cui il supporto o la gestione delle criticità è relativamente lieve o moderata. L'integrazione tra le due strutture può migliorare nettamente servizi ed efficienza della assistenza, favorendo un adeguato utilizzo dei servizi specialistici svolti dalla Npi.

La gestione delle relazioni familiari, nella accezione della soluzione delle problematiche psicologiche e relazionali, estese alle specifiche criticità di qualcuno dei membri della famiglia, possono essere presi in carico dal Consultorio, compresa la terapia familiare di supporto.

Ma riteniamo che non sia un problema identificare chi debba poi svolgere attività terapeutica o assistenziale, se non per una carenza relativa di personale, bensì il problema maggiormente critico sia il perseguimento di una diagnosi che definisca in modo adeguato una scelta di intervento e di recupero dei bisogni del bambino.

La gestione dei servizi di Npi tende ad avere una visione ed una lettura di specificità relativa alla preparazione e alla linea di indirizzo clinico terapeutico della struttura a cui viene affidato il compito di approfondire la diagnosi del bambino stesso. Non che l'organizzazione sia insufficiente, ma non sempre le soluzioni rispondono agli effettivi bisogni di chi deve essere assistito.

Possiamo individuare, per ovviare a questo problema, un centro integrato di approfondimento diagnostico, che consenta di valutare tutti i fattori causali e che faciliti una analisi completa dei bisogni del bambino in modo da predisporre un piano assistenziale che poi venga aggiornato nel corso del tempo.

La difficoltà, per genitori e medici, è integrare le diverse informazioni in assenza di un impianto organico e ben orientato.

La costituzione di un "*Centro Diagnostico Pediatrico*" è essenziale per evitare errori o la dispersione di risorse che, ricordiamolo, sono sempre scarse, ed in questo settore in modo particolare. Un centro diagnostico pediatrico è, naturalmente, integrato in una struttura operativa generale per consentire di utilizzare le risorse tecnologiche e specialistiche adeguate. Non deve essere orientato unicamente al settore neuropsichiatrico ma avere una vocazione ampia per evitare di ridurre gli interventi ad un settore predeterminato e non determinare una risposta complessiva.

Questa struttura può favorire una risposta adeguata ai problemi manifestati dal bambino. L'accesso, naturalmente, non è libero ma mediato dalle strutture territoriali, che, definite le diagnosi e gli interventi che non necessitano di approfondimento ulteriore, per i casi più complessi si rivolgono a questo Centro che risponde ad una popolazione certamente significativa in termini numerici.

Il centro diagnostico pediatrico, la sezione neuro psico patologica di secondo livello

Non volendo proporre una organizzazione generale delle attività pediatriche, vogliamo sezionare il CDP e trattare unicamente una struttura indirizzata alla diagnosi del settore Npi.

Dobbiamo sempre chiederci quale sia la coerenza diagnostica che possono avere le diverse condizioni patologiche manifestate nella prima infanzia e sino alla adolescenza.

L'età, la maturità, lo sviluppo del paziente di certo non favoriscono una analisi semplice per giungere ad una diagnosi certa. Le condizioni fisiopatologiche, la variabilità e complessità delle patologie genetiche e neonatali, la difficoltà ad individuare segni e sintomi specifici, le condizioni manifestate in fase preclinica e la difficoltà intrinseca di mancata comunicazione tra le parti creano non pochi problemi alla gestione delle condizioni morbose e di sintomi che si manifestano nei primi mesi di vita, con le conseguenti azioni clinico assistenziali e riabilitative che devono essere messe in atto. E non stiamo considerando unicamente i problemi uditivi o di visione.

Più significativa che per le diagnosi per pazienti adulti, qui abbiamo la necessità di costituire una struttura che sia in grado di favorire una rapida conclusione di iter diagnostici a volte molto complessi e particolarmente critici. Le condizioni emotive e relazionali sui bambini sono ulteriore elemento di difficoltà di cui è necessario tenere sempre conto.

La variabilità e la difficoltà di identificare condizioni morbose in fase precoce sono elementi particolarmente critici da affrontare. La struttura organizzativa attuale tende a indirizzare verso strutture di alta specializzazione i casi più complessi o particolarmente complicati. Che sono dispersi su vaste aree territoriali, creando flussi specifici con costi elevati e risultati non sempre adeguati alle effettive esigenze delle persone assistite.

La determinazione delle diagnosi infantili, in particolare nel settore neurologico, sensoriale, neuro muscolare, psicologico, relazionale, dell'apprendimento, etc. è particolarmente complessa ed articolata (vedi le tabelle che seguono)

- Malattie del sistema nervoso centrale e periferico (compreso il sistema neuromuscolare),
- Disturbi neuropsicologici
- Patologie della psiche dei soggetti nella fascia di età che va dalla nascita fino ai 18 anni.

- Psicologia clinica (diagnosi e terapia delle patologie di tipo emotivo relazionale, compresi i disturbi dell'umore, i disturbi d'ansia, disturbi del comportamento alimentare)
- Neuropsicologia clinica (diagnosi e terapia della dislessia, discalculia, disortografia, dei disturbi del linguaggio)
- Neuropsicologia del movimento (diagnosi e terapia del disturbo di sviluppo della coordinazione motoria, della disgrafia, del disturbo da deficit di attenzione con iperattività).

- Esiti neuromotori e psicomotori dei neonati pretermine e a termine con pregressa sofferenza cerebrale

- Autismo ed altri disturbi generalizzati dello sviluppo

- Paralisi cerebrali

- Malattie Neuromuscolari

- Ritardo Mentale

- Disturbi da deficit di attenzione/iperattività

- Disturbi dell'apprendimento e del linguaggio

- Cefalea in età evolutiva e comorbilità

- Enuresi e disturbi del sonno

- Disturbi del movimento e tics

- Disturbi correlati con l'epilessia

- Disturbi d'ansia e DOC

- Disturbi dell'umore

- Disturbi della condotta

- Schizofrenie ad esordio precoce

Gli interventi diagnostico terapeutici hanno, invece, esigenze di importanti tecnologie e professionalità per consentire di evitare lunghi processi migratori per giungere ad una diagnosi adeguata.

Valutazioni psicodiagnostiche

- Progetti riabilitativi

- Colloqui con le famiglie

- Colloqui con gli insegnanti

-EEG standard
- Video - EEG
- Poligrafia nel sonno
- Elettromiografia
- Velocità di conduzione nervosa
- Potenziali Evocati Somatosensoriali
- Potenziali Evocati Visivi da flash
- Potenziali Evocati Acustici

Neuropsichiatria Infantile collabora con altre Specialità e Discipline, (Genetica, Neuroradiologia,

Pediatria, Otorinolaringoiatria, Farmacologia, etc.).

INDAGINI NEURORADIOLOGICHE

- Ecoencefalografia
- Rx standard del cranio
- Tomografia Computerizzata
- Risonanza Magnetica Nucleare
- Tomografia a emissione di positroni (PET)
- Tomografia ad emissione di singoli fotoni (SPECT)
- Risonanza Magnetica a spettroscopia

INDAGINI NEUROFISIOLOGICHE

- Elettroencefalogramma
- Potenziali evocati visivi
- Potenziali evocati somato sensoriali
- Potenziali evocati uditivi del tronco
- Elettromiografia
- Velocità di conduzione motoria e sensitiva

INDAGINI DI LABORATORIO
Esame del liquor

- Epilessia
- Cefalea
- Malattie rare: neurometaboliche, neurodegenerative e neuromuscolari
- Sindromi neuro cutanee
- Ritardo psicomotorio
- Paralisi cerebrali infantili
- Disturbi dell'apprendimento

Disturbi del comportamento alimentare (bulimia, anoressia.) anche in età infantile

- Epilessia
- Malattie genetiche, metaboliche e degenerative
- Disordini del movimento
- Malattie neuromuscolari
- Malattie infiammatorie-immunomediate e Sclerosi Multipla
- Epilessia infantile
- Malattie genetiche, metaboliche e degenerative del sistema nervoso centrale e periferico
- Disordini del movimento
- Malattie neuromuscolari infantili
- Malattie neurologiche infiammatorie e immunomediate e Sclerosi Multipla Infantile

Gli interventi terapeutici possono essere suddivisi in

1. Interventi farmacologici
2. Interventi abilitativi/riabilitativi:

a) intervento neuromotorio

b) Intervento psicomotorio

c) Logopedia

…………

La pediatria di famiglia ha un ruolo essenziale nella identificazione precoce delle patologie infantili non individuate alla nascita, a cui fanno riferimento le valutazione delle esigenze diagnostiche ed assistenziali, che per le problematiche specifiche sono poi riferite ai centri territoriali di Npi.

La gestione dei casi viene poi coordinata secondo le esigenze specifiche del bambino.

Le attività riabilitative o terapeutiche devono poi essere garantite con la necessaria tempestività, qualificazione e relativa prossimità al domicilio del paziente.

Il recupero potenziale deve essere garantito in modo adeguato e completo. La diagnosi, dopo essere stata espressa, deve avere una soluzione terapeutica e riabilitativa adeguata.

La carenza dei servizi riabilitativi rende relativamente poco utili diagnosi certe ed adeguate e crea grandi tensioni nelle famiglie. E' fondamentale una azione terapeutica precoce poiché, inserendosi a sostegno dello sviluppo evolutivo del bambino, assolve ad un doppio ruolo, sostiene il recupero di aree e funzioni neurologiche solo parzialmente compromesse e sostiene lo spostamento del controllo neurologico su aree cerebrali collaterali, favorendo in tal modo il recupero neurologico e contrastando l'instaurarsi di esiti secondari e a distanza.

E' altrettanto importante il supporto alla famiglia come strumento di gestione della condizione sofferta e del recupero funzionale. Costruire e supportare una famiglia crea i presupposti e gli strumenti per rispondere positivamente alle esigenze del bambino. Tale meccanismo riduce le difficoltà di inserimento e sviluppo e consente di ottenere risultati migliori, più tempestivi e consolidati.

Psichiatria e servizi sanitari

Il quarto settore dell'area di Salute Mentale, come lo stiamo esponendo (non tratteremo il settore sociale), è la Psichiatria del settore adulti.

La Psichiatria, come studio e modelli di assistenza, ha avuto una significativa evoluzione in tempi recenti. In particolare nell'ultimo secolo con una visione particolarmente innovativa e di maggiore rispetto per la persona affetta da patologia "psichica".

Al contrario dello studio e dello sviluppo della Clinica Medica e Chirurgica che ha accompagnato l'Uomo nel corso del proprio sviluppo sociale, la lettura di una dimensione psicopatologica significativa e scientifica diffusa ha una operatività recente e le interpretazioni, comunque, sono varie, così come l'approccio terapeutico che ha differenti modalità di offerta e di proposta di soluzione.

Ma anche per questo tema non vogliamo perseguire un compito improbo come descrivere malattie, modelli e terapie, indirizzi e soluzioni, ma inserire nel nostro quotidiano un bagaglio sostanzialmente limitato, semplice e ad un livello sufficiente per proporre un sistema che consenta di integrare i servizi e le culture che si confrontano nel nostro ambito sociale per favorire una risposta a esigenze che appaiono sempre più significative, frequenti e pressanti. L'obiettivo che ci poniamo, nei fatti, è quello di ridurre il bisogno di assistenza nel settore della assistenza mentale e nel contempo migliorare la qualità di vita e di salute da chi ne è affetto.

La semplice descrizione delle condizioni psicopatologiche e della loro diversità e variabilità, dall'indice di un testo- *La formazione in Psichiatria e Psicologia Clinica*- (E. Costa e M. di Giusto), ne espone la complessità e la frequenza.

Descrivere e voler esporre quante opzioni differenti possono derivare dai modelli e dalle teorie che si sono susseguiti nel tempo o orientare scelte e soluzioni non è certamente né obiettivo di questo contributo né opzione utile. Obiettivo, come abbiamo precisato precedentemente, è l'integrazione tra i diversi e significativi settori che cercano di offrire soluzione ai bisogni quotidiani dei cittadini e la relativa soddisfazione individuale nell'ambito della propria condizione psicologica, sociale e fisica in modo da favorire una corretta capacità di vivere e relazionarsi nella comunità, nel proprio ambiente e in generale con soddisfazione e piacere. Avere capacità di adattamento e di relazione più adeguate e più soddisfacenti con il proprio mondo.

Parte Prima: **Lezioni di Psicologia Clinica**
a cura della Prof. **Maria di Giusto**

Premessa

Cap. I   Psicologia e Psicologia Clinica
Cap. II   Comportamento e Ambiente

Cap. IV   I processi cognitivi
Cap. III   Individuo, Persona, Personalità
Cap. V   I processi affettivi e motivazionali
Cap. VI   Il pensiero psicanalitico ed i suoi riflessi sulla Medicina
Cap. VII   Gli aspetti psicologici del rapporto sanitario-paziente
Cap. VIII   Le situazioni di gruppo
Cap. IX   Lo sviluppo della personalità
Cap. X   Valutazione ed intervento terapeutico

Parte Seconda: **Lezioni di Psichiatria**
a cura del Prof. Dr. **Emilia Costa**

Premessa

Cap. XI   Psicostoria dell'Arte del Curare
Cap. XII   Elementi di Psicopatologia
Cap. XIII   Il Cervello e la Mente: dal neurone al Comportamento
Cap. XIV   L'Osservazione del Paziente (Visita – Colloquio – Intervista)
Cap. XV   La Formazione Permanente – la Metodologia – la Ricerca
Cap. XVI   Ansia, Origini, Manifestazioni e Meccanismi di Difesa
Cap. XVII   Sindromi Cliniche dell'Ansia
Cap. XVIII   Gli Ansiolitici
Cap. XIX   Disturbi dell'Umore
Cap. XX   Gli Antidepressivi e gli Stabilizzanti dell'Umore
Cap. XXI   Disturbi della Sessualità e Depressione
Cap. XXII   Disturbi della Condotta Alimentare:
a)   Corpo, ritmo, movimento, conoscenza
b)   Anoressia o Anoressie: personalità premorbosa e comorbidità
c)   Anoressia Mentale – Bulimia Nervosa
d)   Sovrappeso ed Obesità Psicogena

Il ruolo della Psichiatria, e della psicoanalisi in particolare, oltre ad essere di assistenza e cura per le diverse e complesse patologie e problematiche che caratterizzano i pazienti, ha espresso nel corso di quest'ultimo secolo un modello di lettura della realtà relazionale innovativo e, per molti aspetti, rivoluzionario.

Ha strutturato il pensiero complesso nella relazione e approfondito i meccanismi di interazione tra comportamento e sviluppo in modo straordinario. La gestione dei rapporti tra persone e la comunità, lo sviluppo personale intrinseco e la modalità con cui le relazioni si sviluppano e si manifestano. La funzionalità e le modalità di maturazione di ognuno sono elementi di grande valore e innovazione scientifica, da emozioni a modalità relazionali, da costituzioni di base (Linfatico, Nervoso, Sanguigno e Bilioso) a valutazioni scientificamente dimostrabili e meccanismi di sviluppo profondi, che consentono di aprire ampi spazi alla revisione di molte azioni e comportamenti inadeguati, i quali provengono da esperienze più o meno traumatiche o insoddisfacenti.

Il benessere e lo sviluppo della personalità sono condizioni complesse che promanano da interazioni molto profonde e poco evidenti o evidenziabili. Conscio, inconscio, subconscio, Io, Super Io e molti altri aspetti classici della psicoanalisi sono intrisi e sviluppati nei diversi ambienti personali, familiari e sociali da tutte le interazioni, oggettive ed emozionali che vengono espresse e vissute dalle persone in generale. Nel manuale (E. *Costa e M. di Giusto*) vediamo presentate, correttamente, con una lettura che va oltre le patologie psichiatriche classiche, condizioni come l'ansia, la condotta alimentare, i disturbi emergenti di personalità (tra cui il gioco, il mobbing etc, le tossicodipendenze, i disturbi del sonno, etc.), che consentono di identificare tutti i processi che determinano o possono determinare sofferenza secondo le differenti accezioni, compresa la difficoltà di inserimento o adattamento, necessariamente in senso patologico.

Ma è proprio la revisione della valutazione delle condizioni cliniche, delle disforie, dei comportamenti reiterativi o oppositivi che sta aprendo nuovi modelli di lettura e terapia nei confronti di pazienti affetti da disagio comportamentale grave.

In questo senso è indispensabile un approfondimento sulle problematiche relative alla socializzazione e sulle opportunità che possiamo raggiungere integrando la cultura di base della nostra comunità. Nei fatti, questo sviluppo non è stato ancora percepito e utilizzato secondo la grande potenzialità aggregante e facilitante che può esprimere.

I modelli della Psichiatria, della Psicoanalisi e della Psicologia, sono stati utilizzati come strumenti tecnici di Diagnosi e Cura, come strumenti clinici.

E sono certamente strumenti clinici.

Ma non ne è stato individuato il potenziale che potremmo definire "rivoluzionario" del modello culturale, di lettura e comprensione delle relazioni tra persone e nell'ambito dei comportamenti comunitari. Questo modello è' rimasto isolato, in un ambito ristretto, riservato, limitato per scelta e, in qualche modo, per distinzione con il mondo del quotidiano. La lettura e comprensione delle emozioni e non la semplice sensazione o reazione a quanto avviene intorno a noi ci consente di valutare in modo diverso e più profondo il mix di relazioni umane e sociali che abbiamo quotidianamente, regolarmente.

La natura del modello relazionale acquisisce una profondità ed una visione diversa secondo il *temperamento* delle persone (e vogliamo scomodare Jung con i suoi Tipi Psicologici o Freud con la somma di un pensiero innovativo che ha identificato, con le sovra- sottostrutture relazionali, una seconda persona che opera ed agisce dentro di noi, qualche volta per nostro conto), ma non è quella la cultura che riteniamo sia da acquisire. Mentre riteniamo che sia particolarmente innovativa la possibile modalità di governare il rapporto interpersonale, valutando in modo più adeguato i meccanismi di gestione profondi che derivano da una maggiore conoscenza delle modalità intrinseche di sviluppo del pensiero e delle emozioni e delle proprie e altrui pulsioni.

La Matematica, la Geometria, le Scienze e poi Cartesio hanno costruito un modello scientifico per le nostre relazioni con il mondo fisico che ci circonda, ma la capacità di gestire le relazioni sociali non ha avuto una impronta così forte e significativa, un approfondimento condiviso e consolidato, universalmente riconosciuto.

Nonostante Cartesio e chi ha, comunque, perseguito nel corso dei secoli il modello scientifico, lo ha introdotto e consolidato nel quotidiano e nella logica della natura delle nostre azioni, della nostra vita, della nostra quotidianità, abbiamo ancor una particolare attrazione verso modelli sillogistici che rappresentano, nel relazionarsi comune, un meccanismo di discussione molto approssimativo e prevalentemente inadeguato sui fenomeni scientifici e sui modelli logici, in particolare nelle valutazioni comportamentali e nelle relazioni e confronti individuali e personali. A volte si tenta di dimostrare il contrario di quanto potrebbe porre un meccanismo logico di valutazione del fenomeno o della situazione considerata. E spesso le dimostrazioni sono distorte, a volte confondendo le cause con i risultati.

A questi si aggiungono pregiudizi e valutazioni correnti della propria comunità che modificano sostanzialmente la visione oggettiva dei fenomeni. Naturalmente con la piena libertà di scelta di ognuno per quanto attiene a linee etiche e comunitarie, che abbiamo mutuato dalle Dichiarazioni Universali dell'ONU, e che in una sintesi strettissima, potremmo dire di pieno rispetto per la Persona e utili per il raggiungimento di un benessere sociale ed individuale condiviso. Per quella che poi può essere definita come Salute.

Non sempre molto di quanto esplicitato precedentemente (i modelli di relazione e di comprensione della comunicazione secondo gli studi psicoanalitici) è stato costruito e consolidato culturalmente, e diffuso scolasticamente, nella gestione delle relazioni umane, se non prevalentemente per meccanismi empatici. E spesso con modelli di lettura e rappresentazione poco coerenti con le effettive potenzialità e contenuti intrinseci.

Gentilezza e cortesia oppure violenza e aggressività, appaiono come manifestazioni emotive e la gestione dei rapporti è costruita sulla capacità di relazione acquisita con il tempo e con meccanismi prevalentemente imitativi e ripetitivi, esiti di modelli esperienziali e di relazioni profonde. Nei fatti, una creazione ex novo di qualsiasi rapporto elementare determinato dalla casualità di nascita e di comunità a cui apparteniamo. Non che sia di per sé un fatto negativo, ma la gestione di questi rapporti determina, in modo importante, una coerenza con l'ambiente e non uno sviluppo della Persona, una rigidità di attribuzioni e meccanismi sociali ed individuali e non una reale crescita personale e nel proprio ambito comunitario.

Nella realtà che abbiamo partecipato a costruire, in cui viviamo, in modo molto semplicistico, possiamo dire che è il *"Super Io"* che prevale, a scapito dello sviluppo individuale e della realizzazione personale.

Se vogliamo fare un raffronto con la cultura scientifica, è come se ogni persona ristudiasse tutti i modelli di paragone, sviluppo e valutazione dei meccanismi relazionali confrontandosi con la propria comunità in un modello senza schemi né modelli scientifici condivisi, senza tenere conto della cultura storica e razionale acquisita nel tempo.

E invece sarebbe indispensabile creare il substrato culturale, il meccanismo di comprensione emotivo e relazionale che ha chiari elementi ben riconosciuti nella scienza che studia la psicologia e i modelli di sviluppo umani e sociali, che possono essere orientati, senza forzature, alla formazione matura di una relazione tra persone e alla capacità profonda di creare le prospettive per la nostra e altrui realizzazione nel pieno reciproco rispetto.

Appare forse forte il pensiero e il riferimento che abbiamo proposto, filosofia ed etica hanno costruito intorno a noi un modello di relazione adeguato, religione, sentimenti ed emozioni ci accompagnano da quando siamo nati. Ma la comprensione dei modelli relazionali non ha avuto un giusto approfondimento nonostante oggi ci siano le condizioni per farlo.

Ed è questo l'elemento di novità significativo, il modello culturale, lo strumento di sviluppo, il riconoscimento dell'Altro, della responsabilità di ognuno di noi di offrire quanto utile e condivisibile, senza forzature e obblighi, con la conoscenza di meccanismi di relazione profondi e modalità di confronto adeguate. Ansie, sensibilità, emozioni acquisirebbero un valore differente e la gestione della vita di ognuno sarebbe meno convulsa e casuale, più ragionata e forse più semplice.

I conflitti si ridurrebbero? La gestione dei rapporti sarebbe migliore? Il ribellismo cederebbe il passo ad una crescita ed evoluzione condivisa? La responsabilità di ognuno potrebbe portare ad un diverso equilibrio sociale? Tutti ne guadagnerebbero?

La cultura media e il rispetto nei confronti dei nostri simili aumenterebbe, il recupero precoce potrebbe far posto alla cura, spesso dura ed inefficace, delle persone coinvolte in situazioni che abbiamo avuto modo di accennare o descrivere in precedenza.

La gestione e lo sviluppo della scienza con un meccanismo per prove ed errori è certamente un modello utilizzato nello sviluppo della conoscenza, ma sicuramente non ha grandi possibilità di espressione universale e continua, né di consentire di ottenere risultati significativi a lungo termine se riproposta continuamente e ripetuta in modo indefinito e per certi versi casuale. In particolare se la base culturale da cui partiamo appare poco coerente con logiche scientifiche riconosciute e condivise. Nascere in un ambiente con preconcetti porta ad avere, inevitabilmente, preconcetti.

La crescita di un popolo è determinata dalla somma delle conoscenze e dalla abilità nell'utilizzarle. E' chiaro che senza personaggi di grande qualità umana e scientifica lo sviluppo dell'Umanità non avrebbe avuto i salti di logica e di coscienza che sono tipici della nostra evoluzione. L'acquisizione diffusa di queste conquiste umane e scientifiche è motore della evoluzione della comunità che può raggiungere, direttamente o per le ricadute che determina.

Ma la struttura economica e sociale è determinata dal modello di relazione della comunità, mentre la frequenza e gravità, e il riconoscimento, della devianza patologica dal modello di supporto che viene esercitato da tutti i membri con una funzione di sostegno o di soluzione ai problemi. Ma non solo di aiuto casuale, ma anche come questo viene esercitato e condiviso dalla comunità stessa. Una abilità particolare nel relazionarsi può favorire un risultato positivo a fronte di condizioni di criticità importanti. Non vogliamo proporre uno sviluppo di abilità psicologiche e una rete sociale strutturata in modo organico sulle relazioni psicoanalitiche, ma declinare un modello dove la relazione tra persone diventa più libera e meno orientata alla punizione e al conflitto, dove gli errori nel rapporto interpersonale si riducono significativamente, dove l'abilità nel comprendere i reali pensieri reconditi riduce in modo significativo la volontà di aggirare l'altra persona e obiettivo diventa ridurre la sofferenza individuale e della comunità in cui vive, con il desiderio di creare sempre benessere e vantaggio reciproco.

In un ambiente in cui la cultura prevalente si orienta sulla relazione equilibrata e la tolleranza, in cui la comunità promuove discussione e confronto, è certamente possibile che le condizioni di benessere personale siano incrementate e la realizzazione individuale venga favorita, dove la "diversità" da sé è strumento di confronto e di arricchimento e non prevalentemente di conflitto (naturalmente con i necessari limiti e confronti) e la media, il modello di riferimento non condizionano le persone. La capacità di scelta viene sviluppata e le decisioni sono certamente meno casuali e indotte dall'esterno.

Le malattie e i conflitti non scompaiono, ma la capacità di gestione e le "fissazioni" relazionali che si incrostano e cristallizzano nel corso dello sviluppo e della crescita si riducono in modo importante.

Certamente stiamo descrivendo un *"mondochenonc'è"* ma anche cercando di rivedere, come abbiamo già individuato nei precedenti settori dell'area di salute mentale, come promuovere salute in questo settore particolarmente complesso e compromesso. Considerato che i dolori fisici si sentono ed hanno qualche soluzione farmacologica mentre la sofferenza soggettiva, il malessere indistinto o la difficoltà relazionale sono elementi di scarsa valutazione sociale e valorizzazione comunitaria e sostenuti da poca e scarsa terapia efficace, quantomeno a lungo termine, è indispensabile rileggere e riordinare meccanismi e modalità relazionali secondo fattori produttivi e non mediante l'elisione di interessi specifici altrui.

Conclusione

Il modello che abbiamo proposto non tenta di riordinare i servizi ma tenta di dare risposta ai bisogni che oggi emergono dalla comunità. Sono i contenuti che vengono modificati o la modalità con cui gli stessi vengono offerti e sviluppati, e non la struttura stessa dei servizi che abbiamo preso in considerazione. Non tutti i servizi sono stati rivisti e valutati ed è stata ridiscussa la funzione e il modello gestionale solo di alcuni di essi, in particolare alcune modalità di espressione degli stessi. Sono stati rivisti i modelli di offerta per soluzioni a lungo termine e per i quali possano essere definite azioni condivise e consolidate.

La cura di una singola persona, come nel modello prevalente attuale, risolve, nei limiti del possibile, i problemi della persona stessa. Nel contempo, la trasformazione culturale e dei bisogni avvenuta nelle diverse comunità che popolano uno stesso territorio (non solo per motivi immigratori ma anche per censo, cultura, religione, idee politiche etc.) non consente di dare una risposta congruente e omogenea a tutti i componenti della comunità stessa. L'offerta si è adattata molto relativamente alla domanda, al bisogno, e molte risposte non sono state attivate o vengono indirizzate verso soluzioni inadeguate. Le condizioni di difficoltà personali crescono, e si moltiplicano, per carenza di strumenti e di interventi idonei che siano adeguati ai tempi e ai momenti cruciali dello sviluppo, personale e sociale.

Quasi due linguaggi diversi, relazioni su piani paralleli, che non si incontrano ma fingono di comunicare. L'incomunicabilità tra bisogno ed offerta, che crea una barriera per la soluzione dei problemi e determina una impropria attenzione alle questioni secondarie, alle manifestazioni più evidenti ed eclatanti, e li traveste da fenomeno essenziale del problema, che trasformano il sintomo in patologia da trattare.

Gli effetti vengono considerati come causa, in particolare se hanno specifiche manifestazioni organiche.

Un modello prettamente meccanicistico che prevale sulla valutazione intrinseca della condizione da valutare. Una rilettura effettuata con lenti prismatiche che lasciano tracce e formulano una lettura inadeguata per le esigenze effettive della persona da assistere. E una traslazione nella modalità di risposta agli obiettivi di salute della persona da assistere.

Frutto del positivismo ottocentesco, riproposto nella seconda metà del secolo scorso, quasi meccanismo essenziale per una reale soluzione dei problemi, il modello clinico espresso attualmente non sempre risponde alla attenzione di valutazione razionale ma qualche volta omette l'analisi dei fenomeni profondi che si stanno esprimendo nella realtà e nel presente della condizione patologica, in particolare di natura relazionale e psicologica.

Stiamo gestendo i cambiamenti di abitudini e comportamenti creando una linea Maginot che viene regolarmente elusa e battuta da un ambiente in continua e perenne trasformazione, incapaci di determinare e cogliere le opportunità che comunque sopravvengono, e gestiamo il presente con modelli e metodi che risalgono a periodi antecedenti alla rivoluzione sociale ed economica avvenuta negli ultimi decenni.

L'uso di sostanze che creano dipendenza era già presente negli anni 60- 70, ma non nella qualità, quantità e modalità di consumo attuale, così come la immigrazione in Italia, da altre nazioni, è un fenomeno relativamente recente, con modelli comportamentali, cultura, mentalità e modelli di approccio ai problemi e relazionali certamente differenti. Con modelli di malattia, vissuta e interpretata, in modo del tutto dissimile rispetto al nostro.

L'utilizzo di farmaci e la loro efficacia è diventata sempre più importante e significativa, così come la chirurgia mini invasiva che oggi rappresenta un modello di riferimento tecnico, assistenziale ed economico. La frequenza dei tumori ha avuto una significativa impennata nel corso degli ultimi decenni, con un interesse sempre più significativo per la diagnosi e la cura degli stessi. Le aspettative di vita sono cambiate in modo importante anche per i pazienti affetti da patologie croniche. I ricoveri, che comprendevano anche la convalescenza (termine ormai desueto e raro) duravano a lungo, a fronte del modello attuale, che tratta il paziente in modo rapido e tempestivo, ma rinvia la cura, dopo la diagnosi e gli effetti della chirurgia, al proprio domicilio o presso strutture meno complesse.

Molti, la gran parte dei servizi territoriali, ha mantenuto modelli e offerte ancorate a vecchi meccanismi di cura ante riforma sanitaria, ma anche ante rivoluzione informatica. Il ruolo del cittadino, non per forza malato e non per forza assistito, non ha avuto il necessario supporto per affrontare le criticità relative derivate dalla prima epoca di abbondanza, nel mondo occidentale, di tutta la Storia dell'Uomo. Abbondanza e bulimia che si sono interconnesse tra di loro e che promuovono comportamenti ed atteggiamenti assolutamente anomali rispetto al passato.

Non vi è più il timore delle malattie, per lo meno in alcune fasce d'età, e i modelli di comportamento sono certamente meno legati alla paura e alla prospettiva del proprio futuro.

Malattie da eccesso e non più da carenza rendono persino difficile comprendere i meccanismi di sviluppo delle stesse. La diversità relativa dei prodotti e la totale assenza di periodicità stagionale hanno creato false illusioni e speranze con comportamenti poco utili e reiterativi di azioni specifiche che possano comportare un favore in termini di salute. L'uso di mezzi di locomozione passivi, il riscaldamento nelle case, la facilità di accesso a servizi e quanto possa sembrare utile, hanno incrementato le spese sanitarie, che diventano sostitutive e delegate per la responsabilità propria, ma non sempre hanno qualificato la qualità di vita e la salute delle persone.

L'hic et nunc, il qui e adesso, è un modello relazionale e fenomenologico che viene agito senza prospettiva né valutazione delle conseguenze. Ed il modello preponderante di una comunità che tende ad *avere* prima di *essere*.

L'appagamento personale, l'interpretazione del concetto di salute come del completo benessere è una soddisfazione temporanea e gratificante nel modello più organico e completo, quasi definitivo. La propria via al benessere, non importa come, né per quanto tempo.

Ed è questo l'elemento più critico del nostro presente, l'obiettivo dei singoli (sempre meno corpo sociale- sempre più divisi, con un individualismo radicato nella quotidianità e nel modello relazionale), a fronte degli interessi di tutta la comunità.

Meccanismi che non hanno una lettura adeguata e significativa, al di là del modello di soccorso sociale che è presente nel nostro sistema in generale e sanitario in particolare.

Ma questo modello è compatibile con gli interessi di tutti? E' effettivamente un modello perseguibile, a breve o a lunga scadenza? E' un modello sostenibile? Una irresponsabilità totale rispetto alla propria salute, una tolleranza nei confronti di qualsiasi azione lesiva, diretta ed indiretta, che ognuno desideri compiere?

Il mondo delle assicurazioni ha costruito un meccanismo di bonus malus, di valutazione specifica dei comportamenti personali e soggettivi, e un ulteriore approccio è stato evidenziato con la determinazione di tariffe vantaggiose (ci stiamo riferendo alla assicurazione obbligatoria per gli incidenti stradali) per coloro che hanno un consumo limitato (in questo caso dei chilometri effettuati nel corso d'anno) e non creano danni a terzi. Può essere un modello perseguibile, con le debite attenzioni e modifiche, con la responsabilizzazione reale del soggetto interessato?

Come abbiamo descritto nel precedente testo (*Proposte per la Sanità del Futuro*) sarebbe utile e possibile determinare una modifica sostanziale della integrazione della spesa sanitaria (ticket per la specialistica) con una quota del fondo costituita da un meccanismo assicurativo indiretto determinato dai consumi, dai comportamenti e dalle azioni che specificamente possono sviluppare una condizione patologica ed un conseguente consumo di risorse, per la copertura dei costi del *burden of diseases* determinato dai comportamenti a rischio.

Stiamo considerando una integrazione e non una sostituzione del Fondo sanitario Nazionale, una quota che possa comunque determinare una adeguata copertura alla gestione corretta e definita dei servizi per l'assistenza delle patologie in generale e di quelle individuate come conseguenza di comportamenti inadeguati. Una quota assicurativa che non pesa su coloro che non si pongono nelle condizioni di rischio e che deve diventare strumento per l'assistenza di coloro che possono subire danni dal comportamento personale. Un modo per responsabilizzare gli interessati e indurre scelte meno casuali e non responsabili, e prendere atto in modo consapevole dei problemi e delle esigenze inerenti la propria e altrui salute.

Drucker insegna. E suggerisce.

E' necessario imparare a gestire i servizi pubblici con la logica dei risultati e delle performances (e non solo delle intenzioni)
E' necessario un grande lavoro di ripensamento, focalizzazione e innovazione
E' la più grande sfida di management del 21° secolo

Peter F. Drucker

Possiamo cercare di individuare, nell'ambito dei questo contributo, nuove caratteristiche dei servizi?

La prima è che abbiamo cercato di indirizzare le attività per la soddisfazione dei bisogni e non della domanda espressa o interpretata. La seconda è l'individuazione di azioni ed interventi di comunità che possano modificare in modo stabile, nel rispetto della libertà di ognuno, conoscenze e convincimenti sui problemi di salute e di benessere. Il terzo è l'evidenza che la rincorsa all'intervento clinico è, nei fatti, contraria e contrasta con la logica di un SSN che persegue obiettivi di salute e non solo di cura della malattia poiché questo secondo meccanismo determina un incremento dei costi e della sofferenza.

Altrettanta poca attenzione, in generale, si è proiettata sulle effettive esigenze del sistema e della sua organizzazione per garantire il migliore risultato al costo più basso. Corretto pensare che l'Ospedale debba pensare e agire sul malato e sui suoi bisogni emergenti, con una forte componente determinata dalla urgenza e dalla tempestività con cui intervenire. Mantenere, in capo all'ospedale, una centralità del processo assistenziale non consente di ottenere il risultato che noi abbiamo sempre come desiderio, il benessere e la riduzione del carico di malattia, che può essere ottenuto, invece, agendo secondo un diverso paradigma. Ed è proprio la lettura "rovesciata", ed integrata con la cultura ospedaliera, che può far maturare molti e ricchi frutti nel sistema sanitario.

La logica della Salute come processo nella assistenza e nella volontà di benessere è tipicamente desiderio soggettivo e comune, comunque inserito nei meccanismi profondi della Comunità, qualunque essa sia. La *Cura* è un elemento di supplenza, di sostituzione, di recupero per una condizione non adeguata della nostra condizione fisica o psichica. I meccanismi, se vengono tutti sospinti verso un unico modello, non fanno altro che creare ridondanza e poca efficacia, sia nella comunità che per il singolo. Le risorse vengono sprecate a rincorrere quanto è già accaduto e non ad evitarlo.

La riduzione (possibile ed auspicabile) dell'incidentalità stradale consente non solo la riduzione significativa dei danni personali, delle sofferenze e della desolazione che consegue all'incidente ma permette anche di indurre una forte contrazione delle spese ospedaliere e per l'assistenza successiva.

Il cambiamento del paradigma che deve realizzarsi, è transitare da una medicina dell'Ospedale, del Malato, dell'abbisognevole di Cure, intense o prolungate, del Sollievo della Sofferenza, alla costruzione di un sistema di assistenza di territorio che filtri non i malati, ma *le cause di Malattia*, ed intervenga non solo per rimediare ma per evitare che possa avviarsi il meccanismo fisiopatologico della patologia acuta, cronica o traumatica.

Il ruolo del medico di famiglia, e della società di servizi che si struttura, è quella del *manager della salute*, non più del *gatekeeper*, di colui che gestisce in modo integrato le risorse e le rivolge verso il migliore dei risultati nel modello clinico assistenziale preferibile per il benessere delle persone assistite.

Questo modello assistenziale organico deve poi essere esteso alla gestione della malattia in ambito ospedaliero, in cui viene sviluppato un modello di rafforzamento della persona in una condizione francamente patologica.

La distinzione di obiettivi, dei livelli e dei servizi delle diverse aree organizzative e operative, lungi dall'essere limitativa delle opportunità professionali e scientifiche, amplia in modo imponente la base scientifica, di ricerca e operativa di intervento nei confronti dei Cittadini, finalizzata al Loro proprio benessere. Che tanto dobbiamo considerare, nello spirito di servizio e di funzione, per il ruolo e la specificità, del nostro lavoro. Non è un ruolo subordinato e passivo, bensì una professionalità di elevato livello e particolarmente qualificata. E tanto deve essere e risultare, con un riconoscimento nella professionalità e specificità di ognuno di coloro che operano in ambito sanitario, come Persona e come Professionista.

L'eliminazione di processi ridondanti, la corretta allocazione delle risorse, la specificità dei compiti e dei servizi, la eliminazione delle attività poco produttive e degli interventi inappropriati o inefficaci deve essere l'obiettivo e il compito del Sistema Sanitario nel suo complesso, con ampie aperture verso il nuovo e l'efficace, naturalmente scientificamente dimostrato. La rilettura costante dei propri risultati non può che rendere sempre più efficace il servizio reso e il sistema in sé.

Ma un sistema complesso e composito come lo abbiamo descritto è esso stesso strumento di valutazione e di ricerca, espressione di un particolare modello di determinazione scientifica della attività, figlio esso stesso di un positivismo moderno dove il confronto è essenziale per un recupero di risorse per qualificare ulteriormente la nostra Comunità e chi la frequenta, eliminando o mitigando anche qui i danni prevenibili e le condizioni di rischio.

Un ordine maggiore nel sistema orienta meglio ed in modo meno incerto il Paziente, lo segue effettivamente e ne ha responsabilità. Lo indirizza secondo meccanismi che possono essere per lui particolarmente vantaggiosi e certamente più semplici e brevi, più certi.

Trasformare il risultato atteso e prevalente da output ad outcome, nelle diverse declinazioni, con un meccanismo premiante significativo, modifica e trasforma, ed è qui il secondo paradigma, il sistema in modo impressionante, l'obiettivo e le modalità di esecuzione delle prestazioni, mette effettivamente in competizione tutto il servizio sanitario e premia solidamente chi ottiene migliori risultati, in un sistema di elevato livello tecnico e professionale diffuso e condiviso. Stimola in modo significativo tutti i fattori di ricerca applicata e di valutazione specifica.

Il gruppo di medici o i servizi disponibili per il singolo e per la comunità, compreso l'ospedale (del quale tratteremo in un prossimo contributo), avranno il compito di creare un coordinamento ed uno specifico interesse su ogni singolo caso, su ogni singola criticità. Il livello e la qualità dei servizi si accrescerà parallelamente con l'obiettivo di favorire il Cittadino, ammalato o meno che sia, riducendo egoismi e disattenzioni, assenze e ignoranza.

Come abbiamo descritto precedentemente, il livello e la qualificazione culturale diventano lo strumento fondamentale del nostro modello. Nella suddivisione che abbiamo posto in apertura sulla struttura dei servizi e delle attività, è indispensabile distinguere tra materiale ed immateriale, tangibile ed intangibile, tra strumenti Hard, indispensabili, e strumenti Soft, fondamentali, che distinguono e creano le effettive differenze tra le strutture e la loro abilità a dare risposte.

La gestione della conoscenza di *Collison e Parcell* è complementare e strumentale a questo modello e finalizzato ad ottenere un elevato risultato mediante una reale e significativa integrazione tra le professionalità operanti, così come il modello di *Fraser e Hope* del *Beyond Budgeting*, che consente una forte devoluzione organizzativa e premia i risultati offerti al Cliente. Ma, fondamentale alla realizzazione di questo meccanismo è il modello delle 7 S di *Tanner e Athos*, o di *Mc Kinsey*, in particolare nel core dell'impianto generale, le Shared Values (o valori condivisi), che devono essere condivisi da tutto il sistema, e non confliggere nel meccanismo fondamentale del risultato. Infatti, oggi, troppo spesso, gli Interessi non sono coerenti nelle diverse attività e persino nei sistemi interni della gestione quando viene definita secondo meccanismi di interessi relativi.

Naturalmente, ed è occasione di ripeterlo in chiusura, gli interessi condivisi sono quelli che conciliano il benessere del singolo e della comunità, nostro obiettivo fondamentale.

La retribuzione a risultato innesca meccanismi virtuosi che favoriscono il risultato, positivo, olistico, per tutti gli attori del sistema. Beneficio che non sempre si ottiene nel meccanismo della retribuzione a prestazione che, qualche volta, tende a creare circoli viziosi e parassitari nel sistema stesso.

Una riflessione sul titolo del libro

*Casa **per** la Salute e non Casa **della** Salute.*

Le Case della Salute hanno un compito prevalente di Cura della Malattia, come nelle Città della Salute, che sono strutture per la Cura.

Cambiare il nome non modifica i contenuti. Pubblicità senza contenuti è pubblicità ingannevole, per chi la gestisce e per chi consuma.

*La Casa **per** la Salute ha obiettivi di Salute, tende a, promuove, comportamenti adeguati, ma è l'elemento soft che la qualifica con contenuti e obiettivi.*

Sostituire una targa ma non gli strumenti soft non garantisce risultati. E comunque possiamo solo tendere a, non averne certezza.

L'inferno e il Paradiso

Dopo una lunga ed eroica vita, un valoroso samurai giunse nell'aldilà' e fu destinato al paradiso. Era un tipo pieno di curiosità e chiese di poter dare prima un'occhiata anche all'inferno. Un angelo lo accontentò e lo condusse all'inferno. Si trovò in un vastissimo salone che aveva al centro una tavola imbandita con piatti colmi e pietanze succulente e di golosità inimmaginabili. Ma i commensali, che sedevano tutt'intorno, erano smunti, pallidi e scheletriti da far pietà.
"Com'è possibile?", chiese il samurai alla sua guida. "Con tutto quel ben di Dio davanti!".

"Vedi: quando arrivano qui, ricevono tutti due bastoncini, quelli che si usano come posate per mangiare, solo che sono lunghi più di un metro e devono essere rigorosamente impugnati all'estremità. Solo così possono portarsi il cibo alla bocca".
Il samurai rabbrividì. Era terribile la punizione di quei poveretti che, per quanti sforzi facessero, non riuscivano a mettersi neppur una briciola sotto i denti.

Non volle vedere altro e chiese di andare subito in paradiso. Qui lo attendeva una sorpresa. Il paradiso era un salone assolutamente identico all'inferno! Dentro l'immenso salone c'era l'infinita tavolata di gente; un'identica sfilata di piatti deliziosi. Non solo: tutti i commensali erano muniti degli stessi bastoncini lunghi più di un metro, da impugnare all'estremità per portarsi il cibo alla bocca.

C'era una sola differenza: qui la gente intorno al tavolo era allegra, ben pasciuta, sprizzante di gioia.
"Ma com'è possibile?", chiese il samurai.
L'angelo sorrise.
"All'inferno ognuno si affanna ad afferrare il cibo e portarlo alla propria bocca, perché si sono sempre comportati così nella vita. Qui al contrario, ciascuno prende il cibo con i bastoncini e poi si preoccupa di imboccare il proprio vicino".

Autori

Il libro è stato interamente predisposto scritto e sviluppato dall'autore

Per i seguenti argomenti, in collaborazione con l'autore, hanno contribuito alla stesura e sviluppo

Dr Antonio Nava-

Direttore del dipartimento PAC - Asl della Provincia di Lodi

La banca dati assistiti della Regione Lombardia

Prof. Silvano G. Cella, Medico Chirurgo

Professore di Farmacologia
Dipartimento di Scienze Cliniche e di Comunità
Facoltà di Medicina e Chirurgia - Università degli Studi di Milano

La politica del farmaco

Il servizio di epidemiologia e farmacologia clinica

Sig.ra Loredana Sgariboldi

Coordinatrice ostetrica- Asl della Provincia di Lodi

Benessere psichico fisico sociale

Prevenzione e aree di riferimento

Obiettivi specifici